補完・代替医療

カイロプラクティック

【監修】菊地 臣一　福島県立医科大学 副理事長・附属病院長

【編集】大谷 晃司　福島県立医科大学医学部整形外科 学内講師
　　　　五十嵐 環　福島県立医科大学医学部整形外科

【著者】竹谷内一愿　東京カイロプラクティックセンター竹谷内クリニック
　　　　　　　　　カイロプラクター(DC)・RMIT大学日本校講師
　　　　竹谷内伸佳　東京カイロプラクティックセンター竹谷内クリニック
　　　　　　　　　カイロプラクター(DC)・RMIT大学日本校講師
　　　　竹谷内宏明　東京カイロプラクティックセンター竹谷内クリニック
　　　　　　　　　整形外科専門医・カイロプラクター(DC)・RMIT大学日本校校長
　　　　大谷 晃司　福島県立医科大学医学部整形外科 学内講師
　　　　五十嵐 環　福島県立医科大学医学部整形外科
　　　　竹谷内康修　東京カイロプラクティックセンター竹谷内クリニック
　　　　　　　　　整形外科医・カイロプラクター(DC)

金芳堂

巻 頭 言

　近年，疼痛に対する病態認識が，従来の「生物学的損傷」から「生物・心理・社会的疼痛症候群」へ大きく変化しています．その結果，疼痛に対する対応は多面的・集学的アプローチが時代の必然となっています．また，EBMは，徒手療法に新しい可能性を示唆しています．しかし，現時点では，徒手療法の有効性についてはまだ見解の一致をみていないというのが実体だといえます．

　一方，診断・治療の評価基準も変わりつつあります．それは，「医療提供者の評価」から「患者の評価」の重視です．言葉を換えていえば，「客観性重視」から「主観性重視」への転換です．必然的に，医療提供側は，患者の満足度への配慮が必要になります．英国医学会誌であるBritish Medical Journalの巻頭言が指摘しているように，多面的・集学的アプローチが痛みの対策の主張となっている今，医療従事者には患者の医療相談に対する説明・教育責任があります（BMJ 315：382, 1999）．医療従事者にはその能力も求められているのです．すなわち，医療従事者自身が，さまざまな治療手技に対する知識や技術に精通していることが求められているのです．我々は，自分の専門領域ではない治療手技に幻想や偏見を抱かないためにも，自分の専門外とする領域の手技や概念に対しても理解しておくことが必要です．

　このような時代背景を考えると，医療従事者は，徒手療法の代表的な手技であるカイロプラクティックの全体像を把握し，患者に的確な指導や説明ができるようになっておく必要があります．カイロプラクティックの全体像をバイアスなしに把握するには，その領域の専門家の説明と同時に，運動器の専門家である整形外科医が，カイロプラクティックを客観的に評価して，それを同じ場で提示することが理想的です．このような本があれば，それは国民にとっても，疼痛を取り扱う医療従事者にとってもきわめて有益です．

この本はそのような構成にしました。すなわち，カイロプラクティックの第一線で指導的な立場にいる方々に全体像を提示してもらい，その後に手術もできる痛みのプロである整形外科医が見解を述べるという体裁です。この本が，国民の疼痛対策の一助になることを期待しています。
　2006年7月

福島県立医科大学整形外科
菊 地 臣 一

目 次

1 カイロプラクティックの歴史と背景（竹谷内一愿）…… 1

1. 脊椎手技療法の歴史　1
2. カイロプラクティック誕生の背景　3
3. 創始者 D.D パーマーと後継者たち　4
4. カイロプラクティックの受難と発展史　7
5. 現代のカイロプラクティック―北米から世界へ　10

2 カイロプラクティックの哲学（竹谷内一愿）………… 16

1. カイロプラクティック哲学の役割　16
2. 重力の影響を重視するカイロプラクティックの原理―人間の原点　17
3. カイロプラクティック哲学からみた生命観と疾病観―独自性　20
4. 科学と哲学，対立から調和―二元論から全体論へ　24
5. カイロプラクティック哲学の今日的意義　25

3 代表的なカイロプラクティックの手技（竹谷内伸佳）29

1. カイロプラクティックで使用される手技　29
2. ディバーシファイド・テクニックの実際　32

4 カイロプラクティックの作用機序・作用仮説〈竹谷内伸佳〉 **39**

1. カイロプラクティックの誤解　39
2. 関節と神経の関係　40
3. アジャストメントによる作用機序と仮説　42
4. まとめ　46

5 カイロプラクティックの対象となる症状と疾患および治療成績〈竹谷内宏明〉 **49**

1. 対象となる症状と疾患　49
2. 症状（疾患）別治療成績　51

6 整形外科医からみたカイロプラクティック(1) 問題点の整理〈大谷晃司〉 **75**

1. カイロプラクティックと整形外科　75
2. 治療成績を解釈する上での留意点　76

7 整形外科医からみたカイロプラクティック(2) EBMの観点から〈五十嵐　環〉 **80**

1. はじめに　80
2. EBMとは　80
3. カイロプラクティックとEBM　83
4. EBMの問題点と今後　85

8 アメリカにおけるカイロプラクティック教育（竹谷内康修） 87

1. 教育システム　87
2. 教育期間　87
3. カリキュラムと特徴　89
4. 大学の教員　90
5. 開業までの4段階　91
6. 全米カイロプラクティック資格試験　92
7. アメリカの医学教育との比較　92
8. 大学教育の実例　94

日本語索引　　　　　　　　　　　　　　　　　100
外国語索引　　　　　　　　　　　　　　　　　103

1 カイロプラクティックの歴史と背景

1．脊椎手技療法の歴史

❶人類の歴史とともに

　人は痛みから逃れる手段の一つとして，背骨になんらかの「手当て」を行うことをいつ頃から始めたのだろうか。人類は大昔から地球上のあらゆる地域で，腰痛や背痛，首の痛みなどに苦しんできたと思われる。それらから逃れるため，さまざまなことを試みたに違いない。中国やインドでも関節の手技療法は古くからあり，2500年前のギリシャの内科医や外科医は脊椎手技療法（spinal manipulation）を行っていた記録がある。たとえば，背中を手で押したり足で踏んだり，背骨を引っ張ったり，道具を使って揺さぶったり，背骨の治療に使う特殊な台までも考案した。その最も古い記述は，紀元前5世紀のヒポクラテスによる「関節」に残され，そこには「病気の原因に背骨を良く見なさい」，「人間は全体を治療すべきで，治癒力はからだの中にある」とある。その中には，手の位置や矯正する角度も記録されていて，2500年後にD.Dパーマーが用いた技術と似ているという。背骨の治療は主に筋骨格系の治療に用いられてきたが，ときには内臓の治療にも使われたらしい。王立大学（the Royal College of Surgeons）のJ.エバンス.リアドールは1843年の自著で，内臓と脊椎の関係と脊椎手技療法について記述している。

❷脊椎手技療法の衰退

　数千年も利用された脊椎手技療法は，なぜか17，18世紀のヨーロッ

パではしだいに廃れ，文献にもみられなくなる。わずかに接骨師（bone setter）の家系で伝承的な秘術として伝わるだけとなった。1837年に，あるフランスの外科医は「脊椎手技療法は，腰痛に即効がある」と書いた（Schiotz and Cyriax, 1974）が，それはむしろ例外で，19世紀に入ると，医学書は手技療法を公然と批判するようになった。その真相は明らかでないが，この時代，人の移動と交流が急増すると，骨や関節を破壊する結核や梅毒などが流行し，診断技術が未発達なこともあって，脊椎手技療法が実際に危害を与えた可能性が考えられる。けれども背痛，腰痛，坐骨神経痛などを患う人々は，苦痛の緩和に手技療法を求めた。

❸アメリカでの復活

1895年，ダニエル・デビッド・パーマー（Daniel David Palmer, 以下D.Dパーマー）は，アメリカにカイロプラクティックを誕生させたことで，人々のニーズに応えることになる。パーマーは並外れた勉強家であった。医学書を読み，あらゆる脊椎手技療法，接骨術，オステオパシー（osteopathy）を勉強した。彼は背骨の突起をテコにした独特な矯正法（アジャストメント；adjustment）を考え出し，独自の哲学，科学，技術に体系化し，「カイロプラクティック」と名づけた。彼は伝承技術でなく，学校教育でその技術と理論を伝えようとした。まだ当時発明されたばかりのレントゲン技術を導入して研究を行い，卒業生にはカイロプラクター（Doctor of Chiropractic: D.C.）の称号を与え，彼らが安心して仕事ができるよう法制化運動を始めた。ここに数千年も行われてきた脊椎手技療法は，

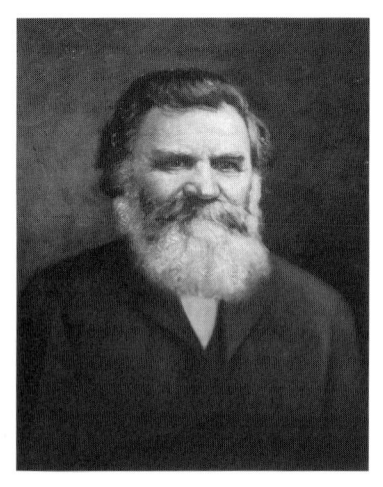

D.Dパーマー
（写真提供：パーマーカレッジオブカイロプラクティックより）

D.Dパーマーの手によって「カイロプラクティック」という新しいヘルスケア（health care）として復活したのである。

2．カイロプラクティック誕生の背景

❶民間療法の勃興

　ヨーロッパで衰退した脊椎手技療法が，19世紀のアメリカで復活したのは興味深い。19世紀後半までアメリカには医療の法制度がなく，誰でも医者になれた。19世紀前半には「英雄医学（heroic medicine）」と称する病人の静脈を切る瀉血や下剤投与による強制的な排便法が盛んに用いられた。しかし，このような治療法が有効であるはずがなく，実際には，多くの患者が命を落とした。

　人々はこのような荒々しい療法に抵抗する「ポピュラーヘルス運動（Popular Health Movement）」を起こした。この運動で人々は情報を交換しながら自分たちの生活の知恵で得た知識や技術を広めた。その頃，英雄医学で家族を失ったサミュエル・トムソン（Samuel Tompson）は，民間治療の復活に立ち上がる。彼は「誰もが自分の主治医」というスローガンを掲げて巡回治療を行い，トムソニアン（Tomsonian）と呼ばれる信奉者を集めた。続いて次々に新しい民間療法が出現する。シルベスター・グラハム（Sylvester Graham）の栄養療法や水治療法，そして19世紀で最大の勢力に成長したのがサミュエル・ハーネマン（Samuel Christian Haneman）によるホメオパシー（homeopathy；同種療法）である。当時の民間療法勃興の背景には，安全で有効な治療を求める人々の強い願望があった。

❷正統医学の登場と民間療法の衰退

　19世紀後半に入ると外科治療の進歩などで正統医学（アロパシー；allopathy）がしだいに力をつけ，多くの民間療法は正統医学に立ち向かうだけの力を失っていく。とはいえまだ当時のアメリカ医学の教育レ

ベルは低かった。教育向上のきっかけは，ロックフェラーの財団の協力で全米の医学校が徹底調査され，1910年に公表された「フレクスナー・レポート（Flexner Report）」である。その結果，基準に満たない医学校の統廃合と公的な教育助成が進み，医学教育のレベルが上がった。

❸スティルとパーマーの登場

　19世紀後半のアメリカで，二人の人物が背骨の治療で名を挙げていた。一人は医師出身のアンドリュー・テイラー・スティル（Andrew Taylor Still）である。病気で三人の子供を失った彼は，1874年に磁気治療と接骨術を合体しオステオパシーを創始，1892年でミズリー州でオステオパシーの学校を始めた。オステとは骨で，パシーは療法の意味である。

　もう一人はD.Dパーマー（Daniel David Palmer）である。彼は1895年にカイロプラクティックを創始し，1897年にアイオワ州に学校を設立した。カイロとはギリシャ語の手で，プラクティックは技術を意味する。二人には磁気治療の経験や背骨への関心など共通点があり，住んでいた距離から考えて，影響を与え合った可能性も否定できない。ただ，スティルは血液循環を重視し，「脊椎障害」に関節の手技治療をするのに対し，D.Dパーマーは神経系の健全さを重視し，問題ある脊椎の関節に直接的，限定的に急速な押圧を加えるアジャストメント（adjustment）を行うという違いはあった。その後，オステオパシーはカイロプラクティックと別な道を歩み，現在では正統医学と同様に薬物・外科を採り入れている。ただし，アメリカ以外に広まった世界各国のオステオパシーは伝統的なスティルの影響を維持しているようだ。

3．創始者D.Dパーマーと後継者たち

❶病気の原因を追究したパイオニア

　D.Dパーマーは1845年カナダのトロントに生まれ，多くの人は彼を

1．カイロプラクティックの歴史と背景

"DD"と愛称した。アメリカ南北戦争の余波はカナダにも及び，1865年，D.Dパーマーは職を求めてアメリカに渡った。数々の仕事を経験しながら1886年には磁気治療を始める。それは現在の気功に近い手当療法だったが，彼はそれだけに満足しなかった。

彼が常に抱いていた疑問は「なぜある人は病気になり，同じ所で働く同僚は元気でいられるのか」であった。そして有効な治療法より病気の原因を追求し，その根本を治したいと思った。彼は満足な学校教育こそ受けていなかったが，貪欲な勉強家で，特に病気に関することに興味を示した。彼の科学知識や鋭い観察力は，読書や厳しい社会経験で培われた。多くの薬害を見てきた彼は，一つの臓器を治すためにからだ全体に投薬するのは適切でないと考えた。

❷サブラクセーションとアジャストメント—D.Dパーマーの発見

D.Dパーマーは，一切の先入観をもたず，薬を用いず，人間の自然治癒力を有効に利用して自然に病を回復する方法を考えた。彼の疑問は，なぜ一つの臓器が病んでいるのに他は元気なのか。その臓器が弱い理由は何か。それは，その臓器が正常なエネルギーを受けていないからではないか。それなら働きが低下している器官に正常な流れを導くのが賢明ではないか。もしそうなら，その原因を取り除けば，結果も改善できるだろうと推理した。

ある日，難聴であった召使の背中に異常を見つけ，その理由を聞いたところ，彼は何年も前にかがんだ際に背中に音がしてそれ以来難聴になったと答えた。D.Dパーマーはその背中を調べ背骨の突起をテコに押したところ，彼の聴力が回復したのである。D.Dパーマーは後に語った。「私の長年の疑問は1895年9月18日，私の初めてのアジャストメントによって答えられた」。D.Dパーマーは，脊椎関節の異常をサブラクセーション（subluxation）と呼び，正常な神経の流れが不足して病気になるとの仮説を打ち立てた。そして，それに基づく治療体系をカイロプラクティック（chiropractic）と名づけた。

❸カイロプラクティック界の混乱

　D.Dパーマーがカイロプラクティックを創始したのは50歳のときであった。1902年に彼の一人息子バートレッド・ジョシュア・パーマー（Bartlett Joshua Palmer; B.Jパーマー，BJと愛称された）に学校を譲るまでの6年間に15人の生徒を育てた。教え子には医師や弁護士など，その後のカイロプラクティック界に大きな影響を与える人材が何人もいた。父にも負けない開拓精神とカリスマ性をもつB.Jパーマー自身もその一人だった。B.Jパーマーは富裕層の支持を受けながら，一般大衆とともに衰退しかけた民間療法をよみがえらせる先頭に立った。彼は人々を魅了する雄弁家なうえ，著者，教育者，業界指導者，企業経営者，研究発明家など多彩な才能を発揮し，1961年に亡くなるまで半世紀以上も業界に影響を与えた。彼は世界有数の骨学博物館，最新のレントゲン実験室，研究のための治療センター作り，独創的な新しいテクニックを次々に創案し，難病治療も行った。

　ところが，B.Jパーマーの独善的で激しい気性は仲間との衝突を繰り返し，やがて求心力を失う。D.Dパーマーの有力な教え子の一人ウイラード・カーバー（Willard Carver）弁護士も対立した一人だった。彼は自分のカーバースクールを開き，その他の教え子たちも次々にカイロプラクティックの学校を作った。1924年，B.Jパーマーは自らが発明したサブラクセーションの熱感知器（neurocalometer: NCM）に関して独断的な主張を行い，それが原因で業界での影響力を失墜。それ以降，カイロプラクティック界はいくつかの派閥に分かれていく。

> **Side Memo**
> 「カイロプラクティック」の語源は「手技」で，技術を意味したが，その後，科学的研究と多数のテクニックが創案されるようになると「カイロプラクティック」は技術から，独自の「職業」となり，その中で多くの理論に基づくテクニックが用いられるようになった。

4. カイロプラクティックの受難と発展史

❶受難の始まり

　20世紀初頭までに，それまで栄えた民間療法のほとんどは正統医学の圧力で淘汰された。当然カイロプラクティックも弾圧の対象になった。カイロプラクティックの開業者は地元医師会から無免許医療で告発され，D.DパーマーもB.Jパーマーも例外ではなかった。そのため，B.Jパーマーは卒業生からなる団体（Universal Chiropractic Association: UCA）を作り，顧問弁護士を雇って会員の訴訟事件を引き受けた。その頃，日本からアメリカに帰化した森久保繁太郎という日系人がパーマーを卒業したが，1906年にウイスコンシン州で開業すると告訴される事件が起きた。この裁判でB.Jパーマーは，顧問弁護士トム・モリス（Tom Morris）を送った。モリス弁護士は知恵をしぼって，カイロプラクティックが正統医学ともオステオパシーとも違う独自なものであると主張し，無罪を勝ち取った。

　この裁判は，カイロプラクティックの職業的生命を救う重大事件だった。この時使ったB.Jパーマーの生気論的哲学は，カイロプラクティックの独自性を主張するのに有効で，やがてBJ哲学は，弾圧を恐れるカイロプラクター（カイロプラクティックの開業者）にとって心の拠りどころとなる。その哲学を簡単にいうと，「カイロプラクティックは，サブラクセーションを見つけて手で矯正し，イネイト・インテリジェンス（innate intelligence; 先天的知能）が脳から神経を介して末端器官に自由に伝わるようにする」というものだった。

❷法制化—生き残りをかけた闘い

　中央集権的な日本と異なり，連邦制のアメリカでは各州が独自の法律をもつ。最初にカイロプラクティックが法制化されたのは1913年カンザス州で，最後の州は61年後の1974年，ルイジアナであった。1940年

代，50年代はまだ法律のない州が多く，営業禁止の州もあった。禁止でなくても事実上免許が取れない州もあった。たとえば，オハイオ州は1915年に，医師で構成される委員会の許可がなければカイロプラクティックを営業できない法律を作った。多くのカイロプラクターは見つかると罰金を払い，隠れて営業を続けた。医師会は政治力を使って1930年までに約延べ15,000人のカイロプラクターを摘発したが，民間人参加の陪審員裁判では，ほとんどが無罪になった。

　医師会が考えた次の手段は，開業免許取得には，カイロプラクティックの学生と医学生が同一の基礎科学試験に合格することを義務づける法案だった。この法律は全米半数の州に広がり，一時的でもカイロプラクター（chiropractor；カイロプラクティック開業者）参入阻止に効果があった。これに対抗するためカイロプラクティックの学校では科学教育の充実を図り，また業界では医師と同様に独自の開業資格試験制度を作る機運を高めた。そしてナショナル・ボード（National Board of Chiropractic Examiners: NBCE；全米カイロプラクティック開業資格試験機構）が作られ，1962年から試験が始まった。これは各州の試験委員会がナショナル・ボードを認めれば，合格者はその州の開業試験を免除されるシステムで，いまではほとんどの州で承認されている。

❸教育の向上―もう一つの闘い

　1935年，ナショナル・カイロプラクティック協会（National Chiropractic Association: NCA）は教育基準を確立するために委員会（Chiropractic Educational Standard: CES）を作り，教育向上で弾圧を逃れようとした。CESによると，1940年には全米で37のカイロプラクティック学校があり，教育期間は1年半から3年の幅があることがわかった。10年後の1950年には，43州でカイロプラクティックの法制化が成立し，教育は4年制が標準になった。業界は学校の非営利化，統廃合やレベルアップを奨励し，学校への資金援助も行った。

　アメリカの大学の許認可は，連邦政府教育省が委託した民間の大学

認定協会が行う。NCCはその後アメリカ・カイロプラクティック協会（American Chiropractic Association: ACA）となり，1971年に独立非営利法人CCE（Council on Chiropractic Education; カイロプラクティック教育審議会）を作り教育向上に努力した。その結果CCEは1974年に米連邦政府教育省より全米のカイロプラクティック大学認可（accreditation; アクレディテーション）機関として承認された。カイロプラクティック教育の公的認知は，公的助成に道を開き，一般大学間との格差をなくし，カイロプラクティック大学の学生は国や州の奨学金を受けられるようになった。

❹米医師会の弾圧—最大の危機

1960年代に入ると，アメリカ医師会（American Medical Association: AMA）は，カイロプラクティックを徹底的に排除・撲滅する運動を全国的に進めた。AMAは「カイロプラクティックは非科学的なインチキ療法であり，その従事者は患者治療のための十分な教育と知識に欠ける」との宣言文を採択。それを多数の医学関係団体に決議させ，マスコミに取り上げさせた。また反カイロプラクティック資料を全米に配布し，カイロプラクティック撲滅キャンペーンを展開した。さらにAMAの倫理規定を改定し，医師がカイロプラクターと交際したら除名できる項目を加えた。カイロプラクターを孤立させ，淘汰する作戦であった。

1979年，カイロプラクターのC.ウイルク（Chester Wilk）らが立ち上がり，AMAなどを独占禁止法違反で提訴する。その結果1987年に米連邦地裁は，AMAが長期間，組織的で違法な弾圧を行ったことを認める有罪判決を下した。最高裁もAMAの再審請求を1990年に却下。この結審によって，AMAは倫理規定を改正し，カイロプラクターは医学研究者との共同研究や学術交流に道が開かれた。こうしてカイロプラクティックは医師会の弾圧という最大の危機から脱したのである。

5. 現代のカイロプラクティック―北米から世界へ

❶厳しい闘争の成果

　歴史的にカイロプラクティックの原型は古今東西にあった。それが復活したのが19世紀末のアメリカだった。だが前述の通り，カイロプラクティックにとっての20世紀は，混乱や対立，弾圧や克服など苦難の連続であった。気がつくと全米各地に現れた無数の民間療法の中で，20世紀に法制化や教育制度が達成されたのは，オステオパシーとカイロプラクティックのみであった。

　創業当時は，D.DパーマーやB.Jパーマーのように強烈なカリスマ性をもつ人がいた。創成期と発展期には政治，裁判，教育，研究など各分野に有能な指導者たちが次々と登場する。そして全米での開業資格試験制度確立（1962年），老人医療保険（メディケア；medicare）の支払い（1973年），全州での法制化達成（1974年），公的な教育承認獲得（1974年），レベルの高い学術書やジャーナルの発行（1978年以降），医師会に裁判で勝訴（1990年），軍人に対するケアへの支払い（2001年）など，アメリカ社会でのカイロプラクティックの存在感は高まっていった。

Side Memo　業界の将来を予測するのは，法律と教育といえる。現在カイロプラクティックの法律のある国と地域は30か国で，国際基準のカイロプラクティック大学は34校ある。内訳は北米17，欧州4，南米3，豪州3，英国3，カナダ2，ニュージーランドと日本が各1校ある。近年，総合大学の中にカイロプラクティック科が新設されるのが特徴で，デンマークのオデンス総合大学を例に挙げれば，カイロプラクティックの学生は基礎科学を医学生と一緒に勉強する。

1．カイロプラクティックの歴史と背景

❷北米から世界へ

　これらの時代の変化を眺める人たちがいた。それはアメリカのカイロプラクティック大学で勉強する海外留学生で，特にヨーロッパ人だった。彼らはヨーロッパ・カイロプラクティック連合（European Chiropractic Union: ECU）を1930年に結成。大勢の留学生をアメリカのカイロプラクティック大学に送った。1939年，ヨーロッパで最初のカイロプラクティック法制化がスイスの州で成立。1965年に最初のカイロプラクティックの学校（Anglo-European College of Chiropractic: AECC）がイギリスで開校。ヨーロッパ諸国では，まだカイロプラクティックの法制化も学校もめずらしい時代だった。

　海外の留学生は1950，60年代にアメリカでの公的認知の闘いを見ただけでなく，70年代にはその努力の成果が挙がることに注目した。そして帰国すると母国での法制化運動，業界の発展，学校作り，研究活動に取り組んだ。オーストラリアの場合，カイロプラクティックが初めて紹介されたのは1919年，全土で法制化が成立したのは1985年であった。長い間カイロプラクティックを学ぶにはアメリカ留学しかなかったが，1975年にオーストラリア人の手でカイロプラクティック学校が作られ，その後の総合大学でのカイロプラクティック教育に道を開いた。中南米やアジアからの留学生数は比較的少なかったが，近年はそれらの国々での発展がめざましい。

❸国際組織の誕生

　1980年代，カイロプラクティックのグローバル化が進んだ。1988年に国際組織・世界カイロプラクティック連合（World Federation of Chiropractic: WFC）が誕生。それはアメリカ（2団体）を除き，各国1団体で構成され，創設時の36か国が2006年現在で83か国に増加した。全加盟団体を集める総会（congress）では，各国の最新報告や法制化，業務範囲，教育などについて議論と合意形成が行われ，同時開催の科学シンポジウムでは最新の研究成果が発表される。WFCは各国の情報交

換や，カイロプラクティックのアイデンティティを守るのに役立っている。1997年，WFCはWHO（世界保健機関）のNGO（Non-Government Organization）に加盟が認められた。2005年にはWHOから「カイロプラクティック教育の最低基準と安全のガイドライン」が発行され，今後各国の法制化への指針となるものだった。これは100年余り前にD.Dパーマーによって創始されたカイロプラクティックが，いまや国際的なヘルスケア（health care）の一翼を担うことが国際的に認知されたことを意味している。

国際的なカイロプラクティックの機関には，1986年発足のカイロプラクティック・スポーツ連盟（Federation Internationale de Chiropratique Sportive: FICS）と，世界4地域のカイロプラクティック教育審議会（Council on Chiropractic Education: CCE）が集まって2001年に結成した国際カイロプラクティック教育審議会（CCE-I）などがある。

❹研究，学術面での成果

100年余りのカイロプラクティック史の前半3分の2は，法制化と教育など職業を存続させるための闘いであった。パイオニアたちは研究にも取り組んだが，医学界から孤立しては成果も認められなかった。研究の転機は1975年，アメリカ国立衛生研究所（National Institutes of Health: NIH）主催の「脊椎マニピュレーション研究会議」で訪れた。世界の権威者を招いての結論は「いまだ脊椎手技療法を評価する科学的な研究成果はない」というものだった。当時のカイロプラクティック界の教育，業界指導者たちは，これを機会に真剣に研究と取り組む覚悟を決めた。その結果，アメリカ・カイロプラクティック教育研究財団（Foundation of Chiropractic Education and Research: FCER）を大幅改革することで研究計画や人材育成を本格化し，80年代にはカイロプラクティック大学で作るカイロプラクティック研究コンソーシャム（Chiropractic Research Consortium）などが設立された。

1990年代は，特筆すべき出来事が2つあった。1つはアメリカで代替医療が注目され，初めて連邦研究予算が認められた。1997年には国の助成で，研究のインフラ整備と研究者養成を目的にした「カイロプラクティック研究パーマーセンター（Consortial Center for Chiropractic Research）」が作られた。学術面でも独自のピアレビュー学術雑誌（Journal of Manipulative and Physiological Therapeutics: JMPT）や専門学術書の発行，国内外の学会開催，医療機関との研究協力などが活発化した。

2つ目は，高騰する医療費削減に各種疾病の臨床ガイドラインが作られ，それを受けてアメリカとカナダのカイロプラクティック業界は，カイロプラクター向けの「腰痛ガイドライン」を作成した。1994年にアメリカ医療政策研究局（Agency for Health Care Policy and Research: AHCPR）発行の「成人の急性腰痛治療ガイドライン」によると，カイロプラクティックで用いる脊椎手技療法が「安全で有効」とされ，有効の確実性は指針の最高ランクを示した。この事実はマスコミによって米国内だけでなく，日本を含む世界中に大きく報道され，カイロプラクティックに批判的な整形外科医らに大きな衝撃を与えた。こうして100年余りの歳月と努力によって，カイロプラクティックは人々の健康に積極的な関わりをもつ分野として世界に認められようとしている。

❺日本のカイロプラクティック

カイロプラクティックを最初に日本に紹介した人は，パーマースクールを卒業して1916年（大正5年）に帰国した川口三郎といわれる。彼のような人は戦前に10数名いたが，その後の戦争の混乱で留学生も海外情報も途絶えてしまった。1970年以降，日本人留学生が帰国するまでの約40年間は，彼らの教え子たちによって細々と伝えられた。大正から昭和にかけて最も盛んになった手技療法は指圧や整体であった。

戦後カイロプラクティックは「療術行為」の一つに分類され，法制化運動も行われたが，その度に日本医師会や，競合を恐れる視力障害者を

中心とした鍼灸あんまマッサージ団体などの猛反対によって阻まれた。

　1960年（昭和35年）に大きな転機が訪れた。それは「人の健康に害を及ぼすおそれのある業務行為を除いては禁止処罰できない」と，憲法上の「職業選択の自由」を尊重する最高裁判所の判決であった。これによってカイロプラクティックの存続が保障された反面，短期養成の「カイロプラクティック学校」やテクニック・セミナーが急増し，未熟者による治療ミスの裁判が発生した。そこで厚生省（現厚生労働省）は専門家（整形外科医）に調査を委託し，それに基づき1991年，各都道府県に危険行為の禁止や誇大広告規制の通知を送った。1990年代の日本のカイロプラクティックは，マスコミ批判や反対業者の政治的圧力を受ける厳しい時代であったが，海外での発展が著しく，WFC（世界カイロプラクティック連合）の活躍，WHO（世界保健機関）加盟など，飛躍と国際認知の時代を迎えていた。

　1990年代には日本も国際社会の一員としてWFCの支援を受け，諸外国の業界と協力して日本の業界を向上しようとする動きが始まった。たとえば教育面では，1995年にオーストラリアの総合大学（Royal Melbourne Institute of Technology: RMIT）と提携してカイロプラクティック5年制大学プログラム・RMIT大学日本校を東京で開校した。同校は2005年に海外（ACCE）のアクレディテーション（国際承認）を受けて，その教育内容とレベルが外国の大学と同等と認められた。業界面では1998年に，厳しい倫理規定を有し，国際基準の教育を受けたカイロプラクターからなる日本カイロプラクターズ協会（Japanese Association of Chiropractors: JAC）が発足し，翌1999年からはWFC加盟の日本の代表団体として参加。研究面でも1999年に日本カイロプラクティック徒手医学会が発足し，学術大会が毎年開かれている。

　日本にカイロプラクティックが紹介されて約90年，長い間の乱立や混乱による閉塞感から脱し，ようやく国際的な協力のもと健全化への道を歩みはじめた。

❻カイロプラクティックの将来

　1990年代，米国に起こった相補・代替医療（CAM）の再評価は連邦政府を動かし，研究助成に道を開いた．WHOも伝統医学の役割を見直し，現在各業種のガイドラインを作成中である．日本でも統合医療の動きが高まりつつある．統合医療は治癒（healing）指向で，医師側の治療パラダイムから，「患者が何を求め，何が必要か」の観点に立つ．そうなると，安全性と有効性を十分調査するという条件で，国民にはさまざまな治療法の選択肢が与えられるのが妥当と考えられる．少なくとも現行医療のすべてに科学的な根拠がない以上，「科学的根拠がない」との理由で他を排除するのは，国民の利益になると思えない．科学，医学が発達したアメリカでカイロプラクティックが復活し，法制化され，教育制度が整備され，連邦政府が研究に助成金を出す現状をみれば，日本も遅まきながら将来への展望が開けてくるに違いない．

参考文献

1) Schiotz EH, Cyriax J: Manipulation, Past and Present. London William Heinemann Medical books, 61, 1974.
2) スコット・ハルデマン（本間三郎，竹谷内宏明監訳）：カイロプラクティック総覧．エンタプライズ社，東京，1993．
3) Scott H: Principles and Practice of Chiropractic 3rd edition McGraw Hill Medical New York, Chicago, San Francisco, Lisbon, London, Madrid, Mexico City, Milan, new Dehlhi, San Juan, Seoul, Singapore, Sydney, Toronto, 2004.
4) Chapman S: The Chiropractic Report 15(6): 1-8, 2001.
5) 蒲原聖可：代替医療．中公新書，東京，2004．
6) JCA：ジャーナル オブ　カイロプラクティック No 181，特集「カイロプラクティック・日本のカイロ20世紀」．JCA, 2000.
7) 三浦幸雄：脊椎原性疾患の施術に関する医学的研究．厚生省平成2年度厚生科学研究．

2 カイロプラクティックの哲学

1. カイロプラクティック哲学の役割

❶D.Dパーマーの生気論

　「カイロプラクティックという職業は，アメリカ史上最も驚くべき社会現象の一つに数えられる」とアメリカの社会学者イングリス（Brian Inglis）は語った。その理由を「哲学の存在にある」とし，「その将来性に方向を与えるのも哲学である」というのは，今日カイロプラクティック研究の第一人者スコット・ハルデマン（Scott Haldeman, 医師，医学博士，カイロプラクター）である。D.DパーマーとB.Jパーマー親子は，その時代の科学を熱心に勉強したが，病気の本質を究明しようとした点で哲学者でもあった。

　最初D.Dパーマーは「骨の変位が神経を圧迫する」という機械論的な考えをもっていたようだ。しかし，医師会の圧力が強くなると，カイロプラクティックは正統医学と異なる独自の新しい分野であることを強調する必要が生じた。パーマー親子は「カイロプラクティックは病気の治療をしない」とした。その根拠に，次のような哲学的な説明を行った。「宇宙には生命力や創造の源として絶対的知能（universal intelligence；ユニバーサル・インテリジェンス）があり，それは人間では先天的知能（innate intelligence；イネイト・インテリジェンス）として表現される。先天的知能は神経系を介し全身を統合支配し，それによって人間は身体的，精神的に成長する。先天的知能の働きをよくするには，神経機能を低下させている脊椎の不整を正しくすることである」と説い

た。そのために一切の薬物，外科を用いず，手によって背骨の関節障害（subluxation; サブラクセーション）をアジャストメント（adjustment）する。これは正統医学とまったく異なる考えであり，それがカイロプラクティック哲学であると主張した。

❷カイロプラクティック哲学の発展

　B.Jパーマーは弟子のラルフ・スティーブンソン（Ralph W. Stephenson）とともに父D.Dパーマーの考えを発展させ，カイロプラクティックの原理と，健康・病気に関する独特の生命理論を展開した。カイロプラクティック原理は，神経の働きを正常化する目的で，患者の体内（特に脊椎）から一切の障害を取り除くという理論である。ステーブンソンはB.Jパーマーの理論的支柱となり，1927年の自著で「カイロプラクティックは哲学，科学，技術の三つからなる」と定義し，哲学はカイロプラクターにとって科学や技術と同様に重要であると強調。しだいに独自の生気論的哲学を強め始めたBJは，イネイト・インテリジェンスの流れの最も障害になる部分として上位頸椎を挙げ，それを正すテクニックを開発し，ホールインワン（hole in one: HIO）と名づけた。これは頸椎の1，2番のサブラクセーションを手で矯正するテクニックで，この方法のみが「カイロプラクティック」であると説いた。彼の極論は，結果的に多くの離反者を作り，業界の分裂を招いた。後にB.Jパーマーは上位頸椎以外のアジャストメントも認めたが，もはや彼に往年の影響力はなかった。「BJ哲学」には今でも一部に熱心な信奉者がいるが，彼の没後，全州で法制化がなり，教育も向上すると，「BJ哲学」の支持者は減少した。

2．重力の影響を重視するカイロプラクティックの原理
　　―人間の原点

❶重力が健康に及ぼす影響

　日本人初の女性宇宙飛行士，向井千秋さんは「宇宙では身長が4センチ近く伸び，帰還後は名刺大の紙でさえ重く感じました」と講演で述べ，

「重力が人体に及ぼす影響を医学の分野で本格的に研究して下さい」と呼びかけた。

　確かに現代医学には，重力が健康に影響を与えるという発想はない。ということは，部分（腰，膝，足など）の問題を全体（筋骨格系構造）からみる習慣がないことを意味する。さらに，重力は水や空気と同じく人間にとって不可欠なのに，なぜか一般人の関心も薄い。南カリフォルニア大学のR.カリエ（Rene Calliet）は，人間の背骨は完成されたものでなく「今日の人間の脊椎は，人間の身体が重力に順応する進化の過程にある」と述べ，カークスビル大学のH.ライト（H.Wright）は「我々が今日直面する多くの健康上の問題は，直立姿勢への不適応からもたらされる」と語る。事実，人間の頚部や腰部には常に重力と自重が加わり，そのストレスとアンバランスによって長時間の立位，座位姿勢だけでかなり疲労する。日常でも緊張が続くとき，前かがみで何かを持ち上げるときに感じる不安感，背腰部の疲労や痛みは誰もが経験する。その負担や疲労を回復するために，人間は1日の，人生の約3分の1を横になるのかも知れない。直立姿勢によって，人間の骨盤は生殖器や内臓を支える床の役目を強いられお皿状になり，重力は起立性貧血やヘルニア，痔，内臓下垂，難産，静脈瘤，さらには骨の変形や奇形とも関係すると考えられる。

❷ジェンシーの理論—重力を考慮したカイロプラクティック理論

　地球上で唯一の直立二足歩行をする人間は重力の影響をもっとも受けやすい。それをカイロプラクティックの理論的根拠にしたのが，J.ジェンシー（Joseph Janse）であった。彼はD.Dパーマーの教え子で1920年代頃まで活躍したW.カーバー（Willard Carver）の影響を受けたようだ。カーバーはイネイト・インテリジェンスという言葉を使わず，人体構造と生理機能の関係を研究した。

　ジェンシーは1950，60年代，カーバーの考えをさらに発展させて次のように考えた。人間は万物の霊長となる高度で複雑な頭脳（大脳）を

2．カイロプラクティックの哲学

発達させ，自由になった手で文明を獲得した。脳の発達は人間の感覚と運動機能をきわめて鋭敏で繊細なものにした。事実，人間ほど優れた運動，感覚機能をもつ動物はいない。背骨はその重い頭を上端において支えることで，神経系（感覚・運動）や運動器（脊椎・骨盤・筋肉・関節など）の高度な発達に寄与した。しかし，その不安定さゆえに運動器に障害が生じやすい

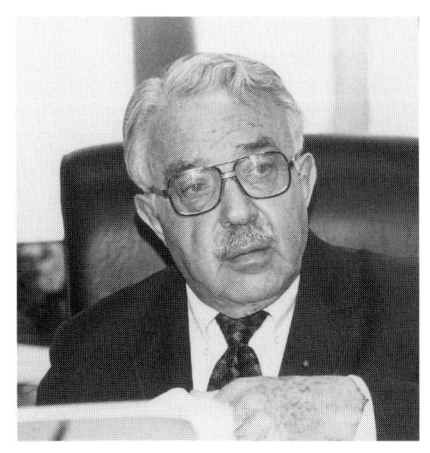

J．ジェンシー
（写真提供：ナショナル健康科学大学より）

というマイナス面もある。加えて現代の生活習慣の不自然さ，たとえば不良姿勢，運動不足，骨格筋の疲労，肥満などが，脊椎，骨盤への生体力学的障害をもたらすと考えられる。

ジェンシーの考えを要約すると，次のようになる。

①直立二足歩行は人間の基本であり，人間の構造は機能に影響を与える。

②人間は立位（二足動物）ゆえに重力の影響を受けやすく，その負担は骨格構造，特に脊椎や骨盤に現れ，構造力学的障害を生じやすい。

③人間への重力の影響は，筋骨格系にもっとも現れ，その影響は構造力学的障害として人間の統合・調整機能である神経系を介して全身に及ぶ。

J．ジェンシーは，人間の直立二足歩行を前提として，人間の筋骨格系（脊椎・骨盤）と神経系の相関関係を重視し，その関係が正常なときに健康がもたらされ，異常なときに機能障害や病気が生じるとの仮説を立てた。そしてカイロプラクティック原理の基本に，直立二足歩行，筋骨格系，神経系の3つを挙げた。

考えてみると，人間の筋骨格系は身体の半分以上を占め，人体で最大のエネルギーを消費するのに，なぜか臨床上では軽視されてきた。この部分は重力や自重の影響をもっとも受けやすく，生命線である神経系を介して身体のあらゆる部分に伝えられる。この考え方は，身体を細分化し，病気を臓器の問題とみる正統医学にはなかった。J.ジェンシーはカイロプラクティック・コンセプト（chiropractic concept）の用語を好んだが，全体を統一的，連続的に知ろうとする本質論は哲学そのものであった。彼の考えは，のちに業界が認めるカイロプラクティック理論の基礎になった。それは1999年に世界カイロプラクティック連合（World Federation of Chiropractic: WFC）が採択した次の一般的カイロプラクティック定義の中にもみられる。

　「カイロプラクティックとは，筋骨格系の機能と構造的な障害と，それが及ぼす神経系の機能異常，ひいては健康全般への影響を診断，治療，予防する専門職である，脊椎アジャストメントを主にした徒手治療を特徴とする」。

3. カイロプラクティック哲学からみた生命観と疾病観
―独自性

❶科学を重視する

　「カイロプラクティックは哲学，科学，技術の三要素からなる」というのは業界のコンセンサスである。カイロプラクティックは薬物・外科を用いないから現代医学とは異なるアプローチであるが，科学知識は共有する。そして「哲学」を加えるのが特徴である。

　科学的側面は，唯物論，心身二元論，機械論，要素還元主義などである。科学は人間を機械に見立て，病気を部品の故障や消耗とみる。その方法論は分析，客観性，再現性などである。この手法が現代医学の進歩に貢献したのは明らかで，カイロプラクティックも科学的な思考や方法論を重視し，研究を行っている。なかでも骨格構造，特に脊椎・骨盤を中心にした筋骨格系の形（構造）と働き（機能）の相互関係と，それが

2. カイロプラクティックの哲学

神経系に及ぼす影響に関心をもつ。カイロプラクティックが基礎・臨床科学に基づく姿勢検査，解剖学，神経生理学，生体力学などの研究を続ける理由がそこにある。

しかし，痛みや感覚など，これまでに明らかな体性感覚は皮膚感覚であり，筋，腱，関節などカイロプラクティックが対象とする深部感覚や深部痛の研究は遅れている。しかも，「痛み」を客観的物質現象として説明できたとしても，苦しみや痛みには科学的分析からは検出できない主観的側面がある。そこに人間を本質的，存在の全体としてとらえる哲学の役割があるといえよう。

技術的側面は，本来は科学の応用なのだが，人間が相手の臨床科学では機械を扱うようにはいかない。カイロプラクティックの技術面は第3章で説明する。

哲学的側面は少し複雑である。たとえばカイロプラクティック業界には，ある特定人物の思想を「カイロプラクティック哲学」と称する人たちがいるが，ドグマは業界だけでなく社会的にも受け入れられない。一方，科学は解答を求めるため，解答の無い問題は避けられやすい。だから現代医学は健康を求めながらも，実際には病気を求め，時間や環境との開放的な関係（連続性）よりも，目の前にいる患者の閉鎖的な「体内の問題」としてとらえるのが「常識」となる。

> **Side Memo**
> カイロプラクティックの"有効性"を証明することはできない。医学の"有効性"も同様で，「有効性」とは，特定の状態に特定の方法を用いて特定の研究によって有効性を検証するのである。"カイロプラクティックは危険だ"という議論も，"医学は危険だ"と同様に，特定の状態で，特定の方法を明示しなければ危険性の存在を明確にできない。

❷哲学は非常識な見方から

　ところが「非常識」でものを考えると，常識では見えないものが見えてくる。前述した重力もその一つだが，たとえば，人間の目線でなく，宇宙（創造主）から人間を見つめると，人間は，広大な宇宙で，地球と呼ばれる半径6,400kmという小さな星の，その水と空気の層を合わせたわずか20kmという生命の存在可能な部分の，地上3kmというほんの表層にしか住めない生物である。適正な自然環境の中でのみ人間が生存できるという事実は，人間の存在をこれら自然環境と切り離して考えられないことを意味する。さらに生命に秘められた時間軸を重ねるなら，人間の健康も病気もすべて時間（縦軸）と環境（横軸）と連続し，一体化した"つながり"の中でとらえることが重要になり，連続的生命観，開放的生命観こそが哲学的な観方といえる。創始者D.Dパーマーはその宇宙，創造主，大自然などをユニバーサル・インテリジェンスと呼んで，人間の生命力，パワーの源と考えた。カイロプラクティックが現代医学から理解されないのなら，それは現代医学が「常識」だけで人間をみようとするからだろう。それはどちらが正しいかでなく，人間を部分というミクロの"存在"でみるのか，宇宙・自然環境というマクロの"つながり"の関係でみるのか，世界観の違いである。しかし，それこそが現代医学とカイロプラクティックのもっとも大きな考え方の違いといえよう。

> **Side Memo**
> 　医学研究ではEBM（evidence based medicine）が重視され，無作為対照試験（randomized controlled trial: RCT）でエビデンスが求められる。一方，人間を従来の生物医学（Biological Medicine）でみるより，生物・心理・社会（Bio-Psycho-Social）モデルでみるべきだとの意見もある。カイロプラクティック・ケアのように，患者への直接コンタクトを行う「アート」では，薬物，医療機器と異なり後者に近い。人間を部分（存在・非連続性）より機能（働き・連続性）とみれば，科学での数値化には困難が伴う。

❸サブラクセーション

　もう1つの特徴を挙げるなら，カイロプラクティックは神経系の有害因子として，脊椎を中心とした骨格構造の機能障害（サブラクセーション）を重視することである。しかし，重力が健康に及ぼす影響を考えない医学界からは，「非科学的」「医学的理論に合致しない」と強い批判を浴びた。創始者D.Dパーマーが発見して名づけた独特の用語が，効果と批判の両極になったのは皮肉であった。

　サブラクセーションはカイロプラクティックの原理から生まれた用語で，医学用語でいうsubluxation（わずかな脱臼：亜脱臼）とは全く意味が異なる。それは「病名」でなく神経系の働きを妨げる要因（臨床的な存在；clinical entity）なのであるが，形態から病気を診断し，病名をつける現代医学の「常識」では理解が困難であった。

　その理解には，カイロプラクティック原理を思い出す必要がある。人間の特性は，重力と相反する直立二足歩行と高度に発達した神経系にある。重力の影響と不安定な筋骨格構造は，脊椎，骨盤と神経系の関係を究めてユニークなものにした。そして今日多発する職業病，生活習慣病などの多くは構造上の障害に起因すると考えられる。カイロプラクティックではその障害をサブラクセーションと呼ぶ。要約すると，①重力

> **Side Memo**
> 　WFCの定義によると，「サブラクセーションは，神経系の健全さに影響を及ぼす機能的／構造的／病理的関節変化の複合で，各器官機能や健康全般に影響を与える可能性がある。サブラクセーションは，現在ある最も合理的でしかも経験に基づくカイロプラクティックの方法を通して評価，マネージ（診断，治療）される」。なお，カイロプラクティック研究者が医学研究者と共同研究や論文発表する場合は，上記の定義に沿うが，表現を「脊椎マニピュレーション」に統一している。

の影響を受ける直立二足歩行，②それを支え，人間らしさを表現する脊椎・骨盤を中心とした筋骨格系，③生命力の表出として全身の統合・調整機能である神経系の3つは，いずれもサブラクセーションと大いに関係している。

かつて医学界の誤解を避けるため「サブラクセーション」の名称を変更する動きもあったが，業界の合意を得られなかった。改名すれば医学界の理解を得られるかも知れないが，それによって，カイロプラクティックに含まれる哲学的要素が失われることを心配したのである。

4．科学と哲学，対立から調和—二元論から全体論へ

❶科学の発達と現代医学

霊魂と身体が一体と信じられていた西欧中世社会を大きく転換し，正統医学（現代西洋医学）への道を開いたのは，「心身二元論」を唱えた17世紀のデカルト（Rene Descartes）である。彼は人間が精神と身体の2つからなると仮定し，身体を「機械」に例えた。それは科学の発達で非常にわかりやすく，身体を分析する「要素還元主義」とともに現代西洋医学の礎を築いた。人間機械論や特定病因論では，人間は心臓や肺など各種の臓器や器官からなる精密機械で，病気の原因はそれらの臓器や器官にあるという考えである。これは外傷による外科手術，感染症の治療などに非常に有効であった。しかし，時代は大きく変わって都市化や高齢化社会が進み，職業病，慢性病，生活習慣病，ストレス疾患など慢性的で治りにくい病気が増加した。これらは特定病因論で原因がわかっても治療法がない，また原因も複雑で特定できない。こうなると，これまでの生物医学（biological medicine）的な考え方では解決できず，生物・心理・社会医学（bio-psycho social medicine）という考えも生まれた。頚部痛や腰背痛を代表とする筋骨格系の障害もその例に入るだろう。

❷心身二元論から「心身一如」への回帰

　一方，東洋の人間観には，デカルトの心身二元論とは対照的に，心と体を一体不可分とする「心身一如」の考え方がある。それは西洋の機械論と違って，全体的で，有機的で，すべては相互に関連し合うとする。心や身体は対立概念でなく，陰と陽のように実在する2つの側面にすぎず，その調和（バランス）が保たれているときに健康，崩れたときに病気が起きるという。陰陽の考え方に立つ東洋思想は，2000年以上も前に二元論か一元論かに答えを出している。それを反映して，日本の伝統思想や鍼灸，漢方に心身一如の考え方が反映されている。ところが明治以来の西洋医学一辺倒の中でその考え方は埋没してしまった。そして健康と病気は対立概念となり，もっぱら機械論的，要素還元主義的な臓器医学になった。しかし，先に述べたように，慢性疾患の原因は複雑であり，デカルトの心身二元論だけでは解決できないことが明らかになった。人間は機械のように単純でなく，予想のできない複雑系である。今こそ，心と身体を一体不可分とする「心身一如」の考え方を復活し，健康と病気の関係を見直す必要があるのではなかろうか。

5．カイロプラクティック哲学の今日的意義

❶最新医学の国で代替医療に脚光

　20世紀，世界の科学と医学をリードしてきたアメリカで，注目すべき現象が起こった。それはハーバード大学教授のアイゼンバーグ（D. Eisenberg）が権威ある医学雑誌に投稿した報告書で，アメリカでの代替医療（非西洋医学）利用者は，1993年に国民の33.8％（6,000万人），1997年には42.1％（8,300万人）と予想をはるかに上回る伸びを示したことを報告し，人々を驚かせた。1997年の調査で代替医療を利用した人の96％は同時に医師の診療も受けていたが，それを医師に報告している人は少ないこともわかった。

　代替医療の利用者が多かったのは，特に腰痛，背痛，頚部障害を中心

に，生活習慣病，慢性疾患であった。ちなみにカイロプラクティックを受療する人はリラクセーション（16.3%）に次ぎ，第2位の11.0%であった。代替医療を利用する理由として，①急性感染症が克服され寿命が伸びた，②高齢化社会で生活習慣病，慢性疾患が増加し，人々が健康で質の高い生活を維持する欲求の高まり，③現代医学の治療に不満，が挙げられる。調査によれば代替医療は概して満足度が高く，西洋医学への不満は，患者が機械のように扱われていることを挙げていた。これを重視したアメリカ政府は，それまでほとんど無視されていた代替医療への研究予算を大幅増加し，アメリカ立衛生研究所（National Institute of Health: NIH）に代替医療センターを新設して本格的に取り組み始めた。

❷カイロプラクティックに新たな注目

　ヘルスケア（health care）とは，病気治療よりも，健康度を高め，QOL（生活の質; Quality of Life）の向上に重点をおく考え方である。D.Dパーマー以来100年以上を経過したカイロプラクティックは，病気治療の一手段だけでなく，健康に確固たる哲学をもったヘルスケアを意識したこと，そのことが普遍的に受け入れられた理由とみてよいだろう。2005年の総会で，世界カイロプラクティック連合（WFC）は，カイロプラクティックのアイデンティティについて次のように合意した。

　「カイロプラクティックを行うカイロプラクターは，ヘルスケア・シ

> **Side Memo**
> NIHから250万ドルの助成金で，カイロプラクティックの研究施設，パーマー・リサーチ・センターがアイオワ州に設立され，2002年から研究が始まった。全米のカイロプラクティック研究者を集め，基礎と臨床の研究が進む。全米の関連大学とも提携し，研究の環境が整った。

ステムにおけるスパイナル（脊椎）ヘルスケアの専門家である」。これに補足説明を加えると，下記の点があげられる．

① カイロプラクティックは神経筋骨格系の機能回復と健康全般，そしてQOLの向上に重点をおく．筋骨格系の前に「神経」を挿入するのが重要で，その目的が神経系の正常化にあることを示す．

② 研究成果や臨床経験に基づき，独特で専門的な検査，診断，治療を行う．そのコンセプトは，脊椎を中心とした筋骨格系と神経系の関係に重点をおく．

③ カイロプラクターは十分に教育され，適性能力を有する脊椎アジャストメント，体操や患者教育を提供する専門家である．それを安全で有効に行うには正規なカイロプラクティック教育が必要である．

④ カイロプラクティックは患者中心であり，生物・心理・社会的なアプローチ，および健康における心と身体の関係を重視し，個人の自然治癒力を引き出し，健康管理には個人責任を主張し，患者の独立心（何かに依存しない）を薦める．

❸ カイロプラクティックの今後の役割

医学にはまだ不明瞭な部分が多い．それは世界中で日夜研究に取り組んでいるのを見ても明らかである．それがたとえ完全な段階に達したとしても，まだ重大な不確実性が残されている．それは人間のもつ個性（個体差）である．カイロプラクティックの特徴は，たとえば局所や痛み，形態的変化だけでなく，人間を全体的に診る，機能的に診る，環境との関係で診る，時間軸で考える，そして人間の個性を強く意識し，レディーメードよりカスタムメードを行う点だ．そして核心であるサブラクセーションのアジャストメントは，健康の阻害要因となる生体力学的，神経生理学的改善と同時に，人間の身体の6割を占める神経・筋骨格系に対し，良好な健康状態を導く生命力（自然治癒力）賦活の手段になる．

代替医療の人気は，人々が病気治療（disease cure）だけでなく，ヘルス（健康）ケア（health care）の重要性に気づいたからであろう。人々は長寿だけでなく，生命力を高め，生き甲斐を感じられる状態（QOL）を求めている。延命は科学の成果だが，生きる価値を感じるのは自分の哲学である。病気は科学の対象だが，健康は価値観であり，すぐれて哲学的である。第三者に依存する受動的な治療から，自らも参加する能動的なケアというパラダイムシフトの中で，カイロプラクティックの今後の役割は大きい。これからも哲学，科学，技術の三位一体をアイデンティティとし，独自の健康観で人々に貢献することが大切である。

参考文献

1) Scott Haldeman（本間三郎，竹谷内宏明監訳）：カイロプラクティック総覧．エンタプライズ社，東京，1993．
2) J・ジェンシー：カイロプラクティックの理論，応用，実技（科学新聞社発行）．ナショナル・カレッジ・オブ・カイロプラクティック，米シカゴ，1976．
3) RENE CALLIET: Low Back Pain Syndrome. Second Edition USA, 1 1983.
4) 中川米造：学問の生命．佼成出版，東京，1991．
5) 石川光男：ニューサイエンスの世界観．たま書房，東京，1989．

3 代表的なカイロプラクティックの手技

1. カイロプラクティックで使用される手技

❶テクニックの種類

　カイロプラクティックには，多くの治療技術（テクニック）があり，そのものの理解を難しくしているようだ。

　D. チャップマンスミス（David Chapman-Smith）のカイロプラクティック・リポート調査（1993年）によると，アメリカのカイロプラクター（複数回答）の使用頻度の高いテクニックは次の順となる。

　1位がディバーシファイドで91％，2位がガンステッドで55％，3位がコックスで53％，4位がアクティベーターで51％，5位がトムソンで43％，6位がSOTで41％，7位がニモで40％，8位がAKで37％，9位がローガンで31％である。

　カイロプラクティックの特徴は，その考え方（概念）にある。正規の大学教育を受けた者だけが業務を行える資格があるので，テクニックだけを真似しても，それは真のカイロプラクティックとはいえない。テクニックはそれを実行するための手段であり，その種類は数多くある。次に，テクニックの種類を取り上げる。

❷ディバーシファイド・テクニックの生い立ち

　9割以上のカイロプラクターが使用するディバーシファイド・テクニック（diversified technique）は，特殊な理論的背景も開発者も持たないことで知られている。これは，世界のほとんどのカイロプラ

クティック大学で教えているテクニックである。ディバーシファイド（diversified）とは「多様な，変化に富んだ，多角的な」という意味である。

カイロプラクティックの創始者D.Dパーマー（Daniel David Palmer）が使用したテクニックを含め，ディバーシファイド・テクニックの起源をたどることは難しい。1947年，ナショナル大学発刊のJoseph Janse, Raymond Houser, B.F. WellsらのChiropractic Principles and Technic (1947)「カイロプラクティック理論・応用・実技 (1969)，科学新聞社訳」に100以上のテクニックが紹介され，これが，ディバーシファイドの原型だといわれている。カイロプラクター（chiropractor）以外にもオステオパス（osteopath）であるAlan StoddardがManual of Osteopathic Technique (1959)，医師であるJohn M. MennellがBack Pain, Diagnosis and Treatment using Manipulative Techniques (1960) らも，現在呼ばれるところのディバーシファイド・テクニックを紹介した本を出している。

その後，Alfred Statesは，Spinal and Pelvic Technics (1967)「脊柱・骨盤テクニック (1974)，科学新聞社訳」とその改訂版States Manual of Spinal, Pelvic and Extravertebral Technics (1985)「脊柱・骨盤のテクニック (1987) と四肢のテクニック (1980)，科学新聞社訳」は今でもロングセラーとなっている。

Thomas F. Bergmannは，Chiropractic Technique (1993)「カイロプラクティック・テクニック総覧 (1995)，エンタープライズ社訳」，関節の機能評価，テクニック原理，アジャスト法を含み，実用書としての利用価値は高い。

ディバーシファイド・テクニックは，脊椎・骨盤の関節，四肢，胸郭を動かすための手法であり，どの分析法とも併用できるところに特徴がある。姿勢，触診，レントゲン検査法に加え，可動触診，筋力検査，整形学検査，神経学検査なども積極的に導入されている。

ディバーシファイドは，汎用性のあるテクニックである。なぜならディバーシファイドには，特別なテクニック理論がなく，カイロプラクテ

ィックの本質である生体力学と神経学的アプローチを理論根拠としているからで，その理論に基づけば，だれでもテクニックを創案できる。また，特別な検査法，治療台を必要としないスタンダードなものである。それゆえ，カイロプラクティック治療効果の研究には，ディバーシファイド・テクニックが用いられることが多い。

❸テクニック種類の歴史

ディバーシファイド・テクニックに対して，特定個人によって創案された主なテクニック（理論と検査法を含む）を下記に挙げてみよう。

1920年～30年代にかけてB.Jパーマー（Bartlett. J. Palmer）は，上位頚椎を重視したHIO（hole in one；ホールインワン）テクニック，ガンステッド（Clarence S. Gonstead）はエンジニアとして脊柱の力学を考えたガンステッド・テクニック，ディジョネット（Major B. Dejarnette）は脳脊髄液のメカニズムとブロックを使用したSOT（sacro-occipital technique；仙骨・後頭骨テクニック），ローガン（Hugh Logan）は仙骨の傾きに注目したローガン・ベイシック・テクニックをそれぞれ独自に開発した。

1940年代は，ニモ（Raymond L. Nimmo）が軟部組織に対するニモ・テクニックを開発，1950年代からジレー（Henri J. Gillet）が可動触診（motion palpation）を紹介し，フエィ（Leonard J. Faye）が脊柱の可動性をつけるテクニックと結びつけた。

1960年頃からトムソン（J. Clay Thompson）が開発したドロップ機構付きのターミナル・ポイント・テーブル（terminal point table）によるトムソン・テクニックが登場。1963年ファーとリー（Aalan Fuhr & Warren Lee）の両氏は手の代わりにアクティベーターという器具を活用したアクティベーター・メソッド（activator method）を発表，1965年頃からグッドハート（George J. Goodheart）は筋力検査を主体にしたAK（applied kinesiology；アプライド・キネシオロジー）を開発，1970年代にコックス（James M. Cox）は手による脊椎伸延可能なコッ

クス・テーブル（Cox table）を発展させ，コックス・テクニックを広めた。

　この他にもあまり知られていない数多くのテクニックが存在し，それらが継続していれば，ある種の効果があるといえる。よく，「効果が一番あるテクニックはどれか」という質問がある。テクニックの優劣を付けたがる人は多い。しかし，どんなときでも絶対的な効果があるオールマイティなテクニックは存在しないことを知るべきである。テクニックに患者を合わせるのでなく，患者の状態に合わせたテクニックを選択し，利用すればよいのである。

　現在，ほとんどのカイロプラクティック大学のテクニック実習では，ディバーシファイド・テクニックを中心に，上記に示したテクニックの種類を複数組み合わせている。

2．ディバーシファイド・テクニックの実際

❶関節機能障害の検査

　カイロプラクティックでは，一般に治療すべき関節の構造・機能の障害をサブラクセーション（subluxation）と呼んでいる。1990年代に入り，身体的徴候から臨床症候群として捉え，VSC（vertebral subluxation complex；脊椎サブラクセーション・コンプレックス）と呼び，新たな概念を発展させている。医学用語の亜脱臼（サブラクセーション）と混同をさけるため，ここでは，脊椎の関節機能障害（joint dysfunction）を用いる。

　ディバーシファイド・テクニックは，関節を動かす操作法で，この関節機能障害を特定する理論および検査法がない。そのため，問診，視診，触診を十分に行う必要がある。問診では，患者の主訴と検査が一致するかを書き留める。視診では動作，姿勢，歩行，関節可動域などが重要なチェック項目である。触診（静的触診と可動触診）はカイロプラクティック独特の検査法で，体表から全身の皮膚，軟部組織，筋肉，関節の状

3．代表的なカイロプラクティックの手技

態を評価する。特に，脊柱・骨盤は丹念に触診をする。熟練した手で行われる触診は，機械測定で代用できない精巧さがある。

　これらに加え，理学的検査，整形学的検査法，神経学的検査法，筋力検査，レントゲン検査などを利用して多方面から関節機能障害の評価を確実なものにしていく。カイロプラクティック大学では1910年からレントゲン検査の利用が始まり，1936年には全脊柱（full spine）撮影を可能にし，脊柱画像分析（spinography；スパイノグラフィー）を発達させてきた。同時に，退行変性，奇形，骨折，腫瘍，感染症などの病理学的徴候も重視している。

　1920年代，脊椎変位（malposition）を静的な位置関係で捉え，記号（listing）化した。1950年以降，可動触診（motion palpation）の開発により，関節の可動制限をX軸，Y軸，Z軸から割り出す方法が導入された。脊椎関節を含め，あらゆる関節には関節の遊び（joint play）がある。関節の遊びは，他動運動から自動運動を引いた補助的な関節運動で，関節自体の防御と力の伝達を可能にしている。この関節の遊びが失われると関節本来の可動性が失われ，傷つきやすくなり，疼痛を引き起こす原因となる。逆に関節の可動性が亢進したときも，関節の不安定さを招き，疼痛を引き起こすことになる。

❷関節機能障害の評価

　一般的なThomas Bergmannの関節機能障害の評価基準（頭文字をとってPARTS）を紹介する。関節の構造的，生体力学的，神経生理学的な身体に現れた微妙な体言語（body language）の異常を集計し，総合的に判断する。

[P] pain：疼痛や圧痛，その他関連痛や感覚異常を含める
[A] asymmetry / alignment：非対称やアライメント（整列），
　　立位姿勢と運動姿勢の異常

[R] range of motion abnormality：可動触診による異常，可動域の異常
  [T] tone / texture / temperature of soft tissue：皮膚や筋肉を含めた軟部組織のトーン（調子），組織の柔軟性や手触りの変化，温度変化などの異常
  [S] special tests：レントゲン線や臨床検査，その他の検査による異常

　腰痛などの関節機能障害のあるところに生じるPARTSの実例を紹介しよう。まず，痛み（P）には，脊椎周囲の圧痛，運動痛，自発痛などがある。この圧痛と関節機能障害の関係は，同じレベルでの神経支配で起こる反射的な過敏性であると推測されている。また，痛みには投射痛（放散痛），関連痛などもあるので，これらの有無を調べる。
　非対称やアライメント（A）は，筋・骨格的な姿勢変化を重力負荷のある立位や坐位と負荷の少ない臥位と比較してみる。特に，筋のアンバランス，脊椎のアライメントは重要なチェック項目である。
　可動域の異常（R）は，角度計で測定する可動域だけでなく，隣接する脊椎の分節間の微妙な動きをカイロプラクティック独自の可動触診により検査する。脊椎間の動きの少ない部位を調べ，その方向性を確認する。
　トーン（調子），手触り，温度（T）は，生体の皮膚・軟部組織・筋肉には一定のトーンがあり，その質を調べることが目的となる。筋のトーンが高いときは筋緊張が起きているとみる。くすぐったいなどの筋反射が現れることもある。筋のトーンが低いときには筋力低下がみられる。皮膚と皮下組織との癒着，部分的皮膚の厚みも異常を示す指標となる。皮膚温度の変化は，血行の変化を現している。慢性的な疾患の場合には，皮膚温度が下がり，急性期では温度が上がる傾向にある。また，トリガーポイント（関連病その他の現象を引き起こす小さな過敏部位）の有無も調べる。

レントゲン線や臨床検査，あるいはその他の検査を含めたものが（S）である。カイロプラクティックには，神経反射を利用した各種検査法があるが，ここでは省略する。

❸アジャストメント

アジャストメント（adjustment）は，関節の機能障害を調整するという意味で，瞬間的押圧（スラスト；thrust）の動作を含む。四肢など脊椎以外の部位にも行うことができる。

アジャストメントとは高速・低振幅の力で，短い梃子を利用した手法である。これは，ベクトルを持った力Fと加速度a（速度／時間），F＝maの運動方程式であらわすことができる。高速のスラストは，少ない力で，関節の解剖学的限界を超えることなく，関節の伸延運動と空隙化（関節音を伴う現象；cavitation）を誘発することができるのである。ベクトルを考慮する理由は，関節の構造と損なわれた関節可動域を取り戻す方向にある。また，治療する手と補助する手，および体重の伝達が適切な合力を形成しなければならない。効率的なアジャストメントを達成するには，関節の生体力学を習得する必要がある。また，患者をリラックスさせ虚を突くことがソフトなスラストを可能にする。患者が緊張する状態では，作用に対して反作用が強く現れて疼痛を与えることになる。次にアジャストメントを遂行するためのテクニックを紹介する。

❹テクニックの実例

カイロプラクティックには，頚椎，胸椎，腰椎，骨盤の部位別，その他四肢と胸郭などのテクニックがある。各テクニックには，患者の位置（腹臥位，仰臥位，側臥位，坐位），脊椎分節の接触部位，治療者の位置，治療する手と補助する手の接触部位，両手での矯正方向，力のかけ方などが決められている。

ここでは，単純な椎間関節症候群（facet syndrome）にみられる回旋制限（回旋変位）の例を取り上げてみる。脊椎関節の運動制限に加え，

関節周囲の筋緊張や圧痛，あるいは自発痛や運動痛がみられ，血行障害が強い場合は皮膚温度変化もみられる。

図3-1は，第3頸椎の左後方回旋制限（右後方変位）の例で，第3頸椎の右の関節突起に接触しスラスト（瞬間的押圧）する。

図3-2は，第7胸椎の右後方回旋制限（左後方変位）の例で，第7胸椎の左横突起に接触しスラストする。

図3-3は第3腰椎の右後方回旋制限（左後方変位）の例で，第3腰椎の左乳頭突起に接触しスラストをする。

いずれの場合も，目的とする脊椎の1分節のスラストを要求されるので，複数の関節を同時に可動させることは好ましくない。

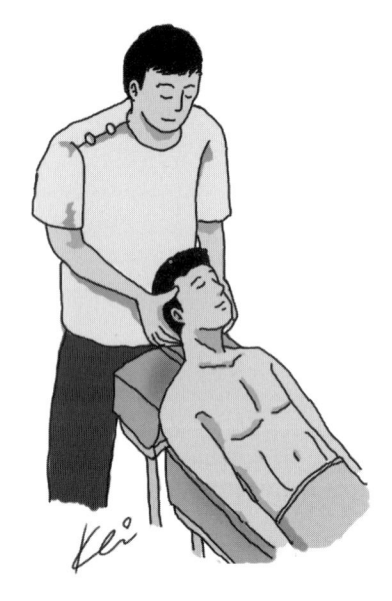

図3-1 第3頸椎の左後方回旋制限
上位頸椎での矯正では過伸展を避け，椎骨脳底動脈に対する脈管損傷に注意を払う。

❺カイロプラクティック・マネジメント

関節機能障害は，カイロプラクティック・マネジメントの総枠で論じられるものである。患者の個人差（年齢，体格，柔軟性），障害の状況（原因，症状，場所，経過，期間）などを考慮するとアジャストメントができないこともあるし，禁忌を含めアジャストメントしない方がよいと考えられる場合，さらにはアジャストメントだけでは持続が期待できないときもある。その場合，アジャストメントでなく関節周囲の筋緊張や軟部組織を緩め，関節の柔軟性を高めるための関節のモビリゼーション（mobilization），すなわち非スラストで，非分節的な伸延などを行う。さらに，物理療法やリハビリテーションを取り入れたりする場合もある。

3．代表的なカイロプラクティックの手技

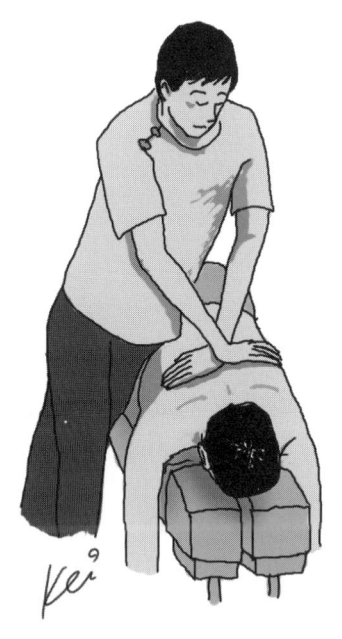

図3-2 第7胸椎の右後方回旋制限
　体重を利用したスラストを行うが，肋骨を痛めないように工夫する。

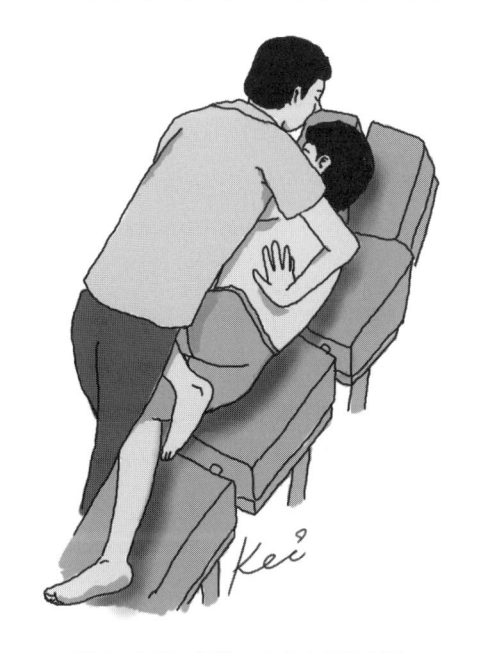

図3-3 第3腰椎の右後方回旋制限
　治療者の足方の下肢を使い，安定感とスラストをコントロールする。椎間板ヘルニアにはこの手法を用いない。

　リハビリテーションは，自宅でできる機能回復の訓練である。この他，各種アドバイスも行われる。
　健康を回復，維持，増進するためのマネジメントには，患者側の希望目的（検査目的，疼痛除去，根本治療，健康管理）も考慮し，通院回数と期間を含めた治療計画を立てる。
　アドバイスでは，運動，睡眠，栄養，生活習慣と環境，心の持ち方やストレス発散法，仕事上の注意事項などが含まれる。特に，初回の治療後は，副交感神経が優位になれるように心身をリラックスさせ，その日の睡眠時間を十分とるように説明をする。

参考文献

1) 竹谷内伸佳：カイロプラクティック・テクニックの一考察．RMIT日本校年報 4: 5-7, 2004.
2) 竹谷内伸佳：ディバーシファイド・テクニック．マニピュレーション No.68, 特集オーソドックス・カイロプラクティック，8-12, 2003年8月号．
3) バーグマン（Thomas Bergmann）（竹谷内宏明・仲野弥和監訳）：カイロプラクティック・テクニック総覧．エンタープライズ社，東京, 703-710. 1995.
4) スコットハルデマン（Scott Haldeman）監修（本間三郎・竹谷内宏明監訳）：カイロプラクティック総覧．エンタープライズ社，日本（東京），483-530, 1993.
5) Peterson D, Wiese G: Chiropractic An Illustrated History. Mosby, USA, St. Louis, 241-261, 1995.

4 カイロプラクティックの作用機序・作用仮説

1．カイロプラクティックの誤解

　長い間，研究者の間ではカイロプラクティックの治療効果が心理的な影響だと思われていた。1980年代からの研究により，感覚と運動の機能，自律神経などの効果が徐々に論証され，少しずつカイロプラクティックの有効性が明らかになりつつある。
　まず，科学的手法と病名についてカイロプラクティックと西洋医学の相違を述べる。

❶科学的手法の意味
　人間が重力に逆らって直立二足歩行するようになって以来，脊柱への構造力学的障害と神経系への影響が，健康を害する大きな要因になっていることにカイロプラクティックは着目している。大黒柱である脊柱は身体を支え，運動系と神経系の機能を調整する要である。したがって，姿勢（脊柱＋骨盤）は，生命力を映し出す鏡としてみることができ，直感的に健康を把握することができる。
　このようなカイロプラクティックの概念には，人間の健康を哲学的に捉える立証不可能な考え方も含まれ，科学的手法でカイロプラクティックの作用機序（効果のメカニズム）を説明するのを難しくしている。
　科学的アプローチとは物質（心を除いた肉体）を対象として分析し，一定の条件下で客観性と再現性を証明する手法をさす。この分析手法を用いると，生命の統一体を二分することになり生物の独自性が失われる。

同時に静止状態で捉える手法なので，刻々と変化する動的平衡を正確に把握することができない。また，日常生活の状況下では，実験室のような同じ条件下の環境を作ることが難しく再現性に欠ける。分析する観察者は常に外から眺め，客観性を保つために記号や数値で表すことになり，感覚的な情報は一切除去されることになる。

　カイロプラクティックのアプローチでは，対象者が個性豊かな人間であり，多様性に富む人間の感覚や満足度が重視される。また，患者の反応に合わせ入力刺激を変化させることができるのは，漢方や鍼灸の考え方に似ている。

❷医学でいう病名の意味
　西洋医学では，医学的診断名である病名を決定すれば一定の治療法が導き出される。たとえば，腰痛を病名で分類し，薬物・手術などの治療法を示すことができる。
　他方，カイロプラクティックでは，病名をリスク・マネジメント（適応か否かの判断と治療上の注意）に利用するが，直接治療法に結びつけない。ある病名に効果があるか否かの質問には，「脊椎と神経との関係から関節機能障害の状況を明らかにし，その状況に応じた形で治療法が導き出される」という答え方になる。「さじ加減」という言葉があるように，手加減しだいで適応範囲や適応年齢が格段と広がるのである。もちろん，脊椎腫瘍などの病名に対しては，禁忌という判断をする。

2．関節と神経の関係

　作用機序の説明には，重力における力学的連鎖と神経反射がヒントになる。

❶動きは命
　動物の関節は目的をもって発達し，働くようになっている。関節だけ

4．カイロプラクティックの作用機序・作用仮説

でなく他の臓器にも適応機能が備わっている。

　関節には骨，軟骨，筋，靭帯，関節包，血管，神経が存在しており，いずれもが一体化され，機能しなければ関節は思うように働かない。関節の動作では，関節の受容器からの求心性の刺激が脳に伝達され，遠心性の興奮が関節に届くような一巡する神経回路があり，情報伝達が絶えず循環している。さらに，刺激や興奮の伝達は多数のシナプスを介し拡散・収束する。そのために，入力（刺激）と出力（反応）の関係は，機械論的な単純因果でなく，人間では複雑系にみられる相互因果とみる。

　2004年，Gregory D. Cramer は動物実験から，脊椎関節を動かさないでいると非常に短い期間で退行変性（不活動性萎縮）が始まることを実証した[1]。一定期間，関節からの求心性刺激が中枢神経に伝達されないと，中枢神経系がその関節を不必要と判断するのではないかと考えられる。それゆえ，長い安静や寝たきり状態では関節障害を引き起こす危険性がある。これは，宇宙遊泳やリハビリテーションにおいて明らかになっている。過度の固定は，治癒過程を遅延させ関節の萎縮と変性を促進する可能性が高い。

　1996年，Craig Liebenson は，関節を固定すると関節包の収縮，関節拘縮の促進，関節周囲の線維化，可動性の消失，椎間板の酸素不足とグルコースの減少，椎間板の乳酸の増大，骨密度の減少や変性，筋や靭帯のコラーゲン線維の厚みの減少，筋の酸素不足とサイズの減少，筋のミトコンドリア容量の減少，結合組織の線維化増大，筋萎縮，筋強度の損失（週20％の割合）などがみられると説明している[2]。

❷神経反射と臨床効果

　アジャストメント（高速で低振幅の力で，短い梃子を利用した手法）効果の理由の一つが，脊椎関節包や関連組織の神経受容器を介しての反射反応であることは広く受け入れられている。これら末梢神経線維は，反射反応を起こす中枢神経と交通する。また，脊柱の各レベルには末梢神経だけでなく，自律神経節が存在し，内臓や内分泌，免疫機能に影響

を与える可能性がある。そのため，カイロプラクティックには，筋骨格系を中心とした直接効果のほかに，多くの波及効果がみられる。

　カイロプラクティックの臨床効果には次のものがある。①だるさや疲労感，眠気，血行促進，内臓機能の活発化と食欲増進。これは，交感神経緊張から副交感神経が優位になった証拠である。②筋緊張が和らぎ疼痛やコリが減少し，関節や筋の柔軟性が回復，姿勢改善などが現れる。筋骨格系の感覚神経と運動神経が活発になった証拠である。③軽い運動後のような元気な感覚を引き起こすことは，交感神経が優位になったといえる。また，交感神経と副交感神経のバランスが崩れた人には自律神経のメリハリを与える。④精神的なリラックス，壮快感，集中力や持続力の効果は，脳・中枢神経系への働きと考えられる。⑤呼吸器系については，脊椎と胸郭の柔軟性と横隔膜の機能を高め，リンパの流れを促進する。免疫力のアップとともに風邪予防などの効果が期待できる。⑥その他，腰痛などの再発予防，ゴルフなどのスポーツにおける健康管理にも利用される。

　これらの治療反応は，その人の持つ適応能力により左右され，治療直後あるいは1〜2日後に現れる。検査する側も関節機能障害改善を視診や触診などで知ることができる。いずれにしても，治療目的は症状を抑えることだけでなく，脊柱を通して，神経の働きを正常化させ，ホメオスタシス（homeostasis；生体恒常性）を促進することにある。

3. アジャストメントによる作用機序と仮説

　今日，構造的起因の腰痛にカイロプラクティック・アジャストメント（chiropractic adjustment）が効果的であるという概念に異論を唱える科学的文献を見つけるのは難しい。ここでは，Chapman-Smith DA[3]とBergmann TF[4]の図書を中心にカイロプラクティック治療が筋骨格系と神経系に及ぼすいくつかの仮説を紹介する。

4．カイロプラクティックの作用機序・作用仮説

❶関節の空隙化（cavitation）と関節の可動性改善は，疼痛反射の抑制を起こす。

1965年，Ron MelzackとPatrick Wallによって提唱された痛みのゲートコントロール説（gate control theory of pain）では，痛みの問題を末梢の太い線維と細い線維からの入力の相互作用によって生じると説明している。脊髄を上行する痛みの伝達は，固有受容器（姿勢筋における脊髄への感覚情報）の入力刺激の低下により門が開かれ，疼痛が増大する。あるいは，固有受容器からの強い入力に刺激より疼痛が減弱される。

椎間関節は固有受容器刺激を与える機械受容器と神経終末に富んでいる。脳に伝わる脊髄伝達情報となる隣接した細い痛みを伝える神経と太い神経線維が競い合う。関節の可動性改善で関節からの固有受容器入力はより増大し，門が閉じられ痛みの伝達が減少する。

空隙化とは局部的な減圧による液体内での気泡形成のことである。液体内部の圧力が蒸気圧以下に下がり，気泡の形成と破壊が起き，ボキッというクラック音が聞こえる。関節のクラック音は中手指節関節，頚椎，胸椎で行われた実験証拠により支持されている[5]。

❷関節と筋の機械受容器刺激は，傍脊柱筋を反射的にリラックスさせる。Irvin M. Korr[6]は，分節間筋スパズムと関節フィクセーション（固定）を異常な筋紡錘活動であると考えた。Korr[6]とRaymond Sandoz[7]は，関節フィクセーションを発生する筋スパズムが，アジャストメントによって減少するメカニズムをゴルジ腱紡錘（GTO）が提供することを理論化した。このようなGTO受容器は，ブレーキの役割を果たして，関節を管理する筋群の運動の反射抑制を開始して，過剰な関節運動を制限する。関節運動制限の一端で行われるアジャストメントが，ゴルジ腱紡錘の筋活動を抑制し，その結果，筋スパズムを減少させることが可能になるとしている。

❸関節の癒着を改善する。関節間の癒着は，関節損傷，炎症，または固定化の結果として起こりうる。慢性的炎症と関節滲出を引き起こす関節損傷や刺激は，滑膜組織の増殖，線維結合組織の浸潤とその結果関節間の癒着となる。さらに，Henri Gilletは，関節周辺の靭帯の短縮に続いて起こる持続的な関節の固定化は，結果的に関節表面間に線維状の癒着を形成する可能性を示唆した。アジャストメント治療は，急速な伸延を誘発し，関節間癒着を解消する方法であると示唆されている[8]。

❹関節において，拘束された軟部組織を解放する。1980年代，Lynton Gilesの解剖学的研究によると，腰椎と頚椎の椎間関節において拘束された特定の線維と他の組織を証明した。筋スパズム反射を起こしている急性のロックされた腰部あるいは頚部では，侵されている関節と隣接の関節両方において，どのように刺激と牽引を引き起こすかをGilesは検討した。アジャストメントは，これら特定の組織を解放することができるとしている[9]。

❺関節の空隙化と可動性の改善が，自律神経系の刺激を与える。1979年，Irvin M. Korrの研究によれば，自律神経反射効果を通した脊柱のアジャストメントは，筋骨格系組織の血管運動トーン（血管の直径や働き）に影響を与えることを示唆している[10]。

また，脊柱の有害刺激は内臓機能の妨害となるため，脊柱の機能障害を取り除くことが内臓機能を高める効果をもたらす可能性がある。さらに，脊柱の特定のレベルでの機能障害は，特定の臓器における症状を引き起こすという仮説を支持する証拠が揃ってきている。

さらに，皮膚，骨格筋，腱，関節など体性感覚受容器を通して内臓臓器の制御反射について，佐藤昭夫やRobert F. Schmidtらの研究もある。彼らは，体性感覚刺激の自律神経に対する影響に関する多数の文献，そしてこれらの新しい発見が示唆する臨床的帰結を検討する時期であると考えている[11]。

❻関節の構造異常の改善により，慢性的な神経刺激を解放させる。関節機能障害では，脊髄から出る脊髄神経が椎間孔を通るとき神経を刺激あるいは圧迫することがある。William Kirkaldy-WillisとDavid Casidyは多くの中心性および外側性の狭窄（脊髄および神経根が通る脊柱管が狭くなった状態）による腰痛患者に対する好成果を報告している[12]。最近のL. Gilesによる研究では，椎間孔での神経根の出入り口はかなり広いが，椎弓根間部において神経や血管の余分な空間は少ない。長期間の骨形成により，これらの孔の状況が退行変性や狭窄で悪化されることがある[13]。

1985年，W. Kirkaldy-WillisとD. Cassidyは，関節の構造異常の改善により中央と外側の狭窄を伴った腰痛患者に効果がある報告をしている。これらの多くは，制限された関節と狭窄の合併と考えられ，アジャストメントが関節の可動域を増し，慢性的，断続的な神経圧迫からの開放を行う[12]。

❼椎間関節の関節半月（滑液ヒダ）は，関節包から関節腔内に延びている伸縮性の関節半月で，硝子軟骨を被っている。この関節半月の絞扼（こうやく）は，一時的な急性腰痛と関節の固定化の原因として仮定されてきた。関節半月には痛みの自由神経終末が分布しているので，関節半月の嵌頓（かんとん）および関節包の牽引によって生じる疼痛が筋スパズムと関節の固定化を誘発する[14]。アジャストメントにより，これらが除去されると考えられる。

❽James Cyriaxは，椎間板障害の病変は，硬膜の緊張を誘発し，腰痛と筋肉の固定を引き起こすかもしれないと述べている[15]。T. Naylorは，髄核の変性と萎縮により椎間板はより負荷を受けやすくなり，追加された牽引力が線維輪に移動することになり得るとした[16]。Raymond Sandozは，アジャストメントにより椎間板ヘルニアを神経根から離して，力学的不調和と関連炎症を最小限に抑えることである可能性を示唆してきた。しかし，進行性の神経障害，正中位ヘルニア，馬尾症候群の

患者にはアジャストメントをすべきではない[5]。

4. まとめ

　110年の長い歴史があるカイロプラクティックだが、本格的な研究は約25年前から始まったばかりである。3つの運動面における関節可動域の改善と疼痛の解放[17,18]、皮膚の疼痛耐性閾値の上昇[19]、傍脊柱筋の圧痛耐性閾値の上昇[20]、筋の電気的活動レベルと緊張の低下[21]、血流と遠位部の皮膚温度[22]、血圧の変化[23]、β-エンドルフィン値の上昇[24]、瞳孔直径のコントロール[25]などの治療効果を示す論拠が確実に増えてきている。また、マンガ（Manga）リポートにおいて、腰痛に対するカイロプラクティック治療の有効性と対費用効果（cost-effectiveness）の優位を示す研究も進んできている[26]。アメリカ政府の「成人の急性腰痛の臨床業務ガイドライン」も他の療法と比較して、マニピュレーション（カイロプラクティックなど認められた手技療法）が安全で有効であると示唆している[27]。

　すべての人々を満足させるような作用機序や科学的論拠が出現することは難しいだろうが、カイロプラクティックが自然治癒力や適応力を安全に発揮することを地道に実証していけば、必ずや近い将来、多くの人々から支持されていくに違いない。

参考文献

1) Cramer GD, Article: Degenerative Changes following Spinal fixation in a small animal model, Journal of Manipulative and Physiological Therapeutic, 141-153, 2004 March/April.
2) Liebenson C: Pathogenesis of Chronic back pain, Negative effects of immobilization, Journal of Manipulative and Physiological Therapeutic 15: 303, 1992.
3) Chapman-Smith DA: The Chiropractic Profession. NCMIC Group Inc, Iowa, 100-105, 2000.
4) Bergmann TF: Chiropractic Technique. Churchill Livingstone, New York,

4. カイロプラクティックの作用機序・作用仮説

139-150, 1993.
5) Sandoz R: Some physical mechanisms and affects of spinal adjustments. Ann Swiss Chiropractic Association 6: 91, 1976.
6) Korr IM: Proprioceptorsand somatic dysfunction. J Am Osteopath Assoc 734: 638-650, 1975.
7) Sandoz RW: Some reflex phenomena associated with spinal derangements and adjustments. Ann Swiss Chiropractic Association 7: 60, 1981.
8) Gillet H: The anatomy and physiology of spinal fixations. Journal of Natinal Chiropractic Association 33(12): 22, 1963.
9) Giles LGF: Lumbosacral and Cervical Zygapophyseal Joint Inclusions. Manual Medicine 2: 89-92, 1986.
10) All of Korr's original work has been republished in the single volume. The Collected pages of Ivan M. Korr (1979), American Academy of Osteopathy, 12W, Locust street, P.O.Box 750, Newark, Ohio 43055, USA.
11) Sato A, Sato Y, Schmidt RF: The Impact of Somatosensory Input on Autonomic Functions, Reviews of Physiology, Biochemistry and Pharmacology Vol. 130, Springer-Verlag, Berlin and New York, introduction, 1997.
12) Kirkaldy-Willis WH, Cassidy JD: Spinal Manipulation in the treatment of Low back Pain. Can Farm Phys 31: 535-540, 1985.
13) Giles LGF: A Histological Investigation of Human Lower Lumbar Intervertebral Canal (Foramen) Dimensions. Journal of Manipulative and Physiological Therapeutics 17(1): 4-14, 1994.
14) Cramer GD: Basic and Clinical Anatomy of the Spine, Spinal Cord, and ANS. 24-28, Mosby, USA 1995.
15) Cyriax JH, Lumbago: the mechanism of dural pain. Lancet 1: 427, 1945.
16) Naylor A: Intervertebral disc prolapse and degeneration. The biomechanical and biophysical approach. Spine 1(2): 108, 1976.
17) Cassidy JD, Quon JA, et al: The Effect of Manipulation on Pain and Range of Motion in the Cervical Spine: A Pilot Study. Journal of Manipulation and Physiological Theraputics15(8): 495-500, 1992.
18) Cassidy JD, Lopes AA, et al: The Immediate Effect of Manipulation versus Mobilization on Pain and Range of Motion in the Cervical Spine: A Randamized Controlled Trial. Journal of Manipulation &Physiological Theraputics 15(9): 570-575, 1992.
19) Terett ACJ, Vernon H: Manipulation and Tolerance. Am J Phys Med 63(5): 217-225, 1984.

20) Vernon T, Aker P, et al: pressure Pain Threshold Evaluation of the Effect of Spinal Manipulation in the treatment of Chronic Neck Pain: APilot Study. Journal of Manipulation and Physiological Therapeutics 13(1): 13-16, 1990.
21) Shambaugh P: Changes in Electrical Activity in Muscles Resulting from Chiropractic Adjustment: A Pilot Study, Journal of Manipulation and Physiological Therapeutics 10(6): 300-304, 1987.
22) Harris W, Wagnon RJ: The Effects of Chiropractic Adjustments on Distal Skin temperature. Journal of Manipulation and Physiological Therapeutics 10(2): 57-60, 1987.
23) Yates RG, Lamping DL: Effects of Chiropractic Treatment On Blood Pressure and Anxiety: A Randamized Controlled Trail, Journal of Manipulation and Physiological Therapeutics 11(6): 484-488, 1988.
24) Vernon HT, Dhami MSI, et al: Spinal Manipulation and beta-Endorphin: A Controlled Study of the Effect of a Spinal Manipulation on Plasma Beta-Endorphin Levels in Normal Males: Journal of Manipulation and Physiological Therapeutics 9(2): 115-123, 1986.
25) Briggs L, Boone WR: Effects of A Chiropractic Adjustment on Changes in Pupillary Diameter: A Model for Evaluating Somatovisceral Response. Journal of Manipulation and Physiological Therapeutics11(3): 181-189, 1988.
26) Manga P, Angus D, et al:The Effectiveness and Cost-Effectiveness of Chiropractic Management of Low-back Pain, Pran Manga and Associates, University of Ottawa, Canada, 1993.
27) U.S. Department of Health and Human Services, Public Health Service, Agency for Health Care Policy and Research (AHCPR) , 34-36, Dec. 1994.

5. カイロプラクティックの対象となる症状と疾患および治療成績

1. 対象となる症状と疾患

　整形外科分野における治療の大部分は，いまだに科学的にその有効性が証明されていないといわれている[1]。そして，カイロプラクティックの有効性の証明に関して，治療体系そのものがEBMになじみにくいこと及び研究体制の欠如，研究者の不足から，わが国ではこれまでにその研究のほとんど行われてこなかった。海外での脊椎矯正術の急性腰痛への有効性に関しては，文献的考察によれば，科学的根拠がないとの報告[2]がある。しかしながら，急性腰痛に限らず，カイロプラクティック療法に科学的根拠がないとの理由で，有効ではないと断ずることはできない。アメリカ，イギリスなどの諸外国でカイロプラクティックが法制化されたのは，その科学的根拠が証明されたからではなく，有効性と安全性をその国民が認めた結果なのである。そしてそれらの国での筋骨格系の疾患の調査では，カイロプラクティックのほうが医師の治療よりもはるかに患者の満足度が高い結果が報告されている[3]。
　筋骨格系の疾患の診断には脊椎・骨盤の触診が絶対に不可欠である。触診技術を持たないのであれば，それが可能な専門家に診断，治療を委ねるべきであると思う。カイロプラクティックの診断法としての触診技術は高度に洗練されていて，その習得には医師といえども相応の訓練を必要とする。そして習得すれば，触診により，診断だけでなく，病態の経過さえも判断できるが，それを科学的に証明するのは非常に困難である。しかしながら，今後はカイロプラクティック関係者もその有効性の

EBMを示す努力をしていかなければならない。

　この章では，筆者がこれまでの30年間に経験した治療成績を症状別に症例報告，症例集積の形で紹介する。

　先の章で触れたように，カイロプラクティックは現代医学とは病気に対する概念がまったく異なっているので，病因論も治療体系も同列に論ずることはできない。したがって医学的な疾患名を列挙して，どれにカイロプラクティックが有効かを述べても無意味な場合が多い。一例を挙げると，医学的な腰痛の原因疾患としての腰痛症，変形性脊椎症，骨粗鬆症，脊椎分離症，脊椎すべり症などは，カイロプラクティックではすべて腰椎・骨盤の構造異常（サブラクセーション；subluxation）の存在が対象か否かの判断基準となるのである。加齢による変形や椎間板の狭少化，骨粗鬆症，脊椎分離症などは非可逆的変化であり元に戻すことができない以上，変化そのものが腰痛の原因であるとすれば改善させることは困難である。けれども，たとえ医学的に上記の疾患と診断されても，サブラクセーションが認められれば対象疾患であり，症状を改善させることは可能である。

　カイロプラクティックが最も得意とする症状や疾患を列挙すれば，筋骨格系の症状，頭痛，頚部痛，頚椎捻挫，肩こり，上肢の疼痛・しびれ，背部痛，腰痛，下肢の疼痛・しびれ，椎間板ヘルニア，膝関節痛，生理痛などである。骨格構造の異常を手技でアジャストメント（adjustment）することで神経系統の回復を促し，これらの症状が改善，解消される。薬物を一切使用しないので，きわめて自然で安全な療法といえる。

　アメリカの調査では，カイロプラクターが扱う症状は腰痛が65％，頭痛・頚部痛が15％，四肢（肩・上肢・下肢）痛が10％，背部痛が5％，筋骨格系以外が5％である[3]。当然のことであるが，悪性腫瘍，奇形，系統疾患，感染性疾患，リウマチ，頚椎捻挫以外の外傷は禁忌である。

　なお，筋骨格系以外の症状に対してもカイロプラクティック治療が効果をあげていることを多くのカイロプラクターは日常の臨床の場で主訴以外の症状が改善することによりしばしば経験している。たとえば胃腸

の調子がよくなった，風邪をひかなくなった，冷え症が改善された，頻尿がなくなったなどと患者が後に報告してくれて判明することが少なくない。あるいは，耳鳴り，めまいがいつの間にか消失した，長期の無臭状態が通院するうちに徐々に嗅覚が正常に戻ったなど，枚挙にいとまがない。けれども，筋骨格系以外の症状に関しては未解明の部分も多く，治療成績を明確にすることは困難でありここでは省略する。

　さらにカイロプラクティックの最大の特徴といえるのが，健康管理，維持，増進が可能なことである。それは，患者がかつてさまざまな症状に悩み，それが解消した後も現在は快調ですといって来院するケースが多いことでわかる。健康を維持したい，もっと健康になりたい，あの疼痛は二度と味わいたくないと動機はそれぞれであるが，カイロプラクターはその要望に対処する方法を知っている。たとえ来院時に自覚症状がなくても，脊椎・骨盤を視診・触診することでサブラクセーションを確認し，問題点を把握して，症状が出現する前に調整する。それにより症状の発症を未然に防ぎ，脊椎を通して神経の作用を活発化し，健康の維持，増進ができることをカイロプラクティック治療を受けたことがある人は，体自身が知っているのである。健康な人でも治療を受けると爽快感を味わうことが多い。カイロプラクターを訪れるなかで，そのようなケースが1割前後はいると思われる。

2．症状（疾患）別治療成績

　以下，カイロプラクターが日常の治療活動のなかで，症状の原因をどのように捉え，対処し，どのような効果を得ているかを個々の症状別に述べてみたい。
　なお文中「当院」とあるのは，竹谷内クリニック（東京カイロプラクティックセンター）のことである。治療効果の判定は便宜上，著効，有効，やや有効，無効に分類した。著効とは症状がすべて，あるいはほとんど消失した場合で，有効とはかなり症状が改善された場合である。や

や有効とは多少の改善が見られた場合，無効は文字通りまったく変化が見られなかった場合である。症状がカイロプラクティックで悪化した症例は見られなかった。

また，交通事故による頚椎捻挫は診断書に記入の必要があり，急性腰痛は治療終了宣言する意味で「治癒」としている。

❶頭痛

頭痛は多くの人が経験する症状であり，最近の米国医師会雑誌によると過去1年間の頭痛経験者は，30〜39歳の年齢層で，男性42.3％,女性46.9％，40〜49歳の年齢層で男性39.4％，女性46.5％で，働き盛りの年齢層の約半数近くが頭痛を経験しており，そのうち約8.3％は頭痛のために仕事を休み，43.6％は仕事の能率が下がったと報告している。このようにアメリカでは，頭痛は腰痛と並んで就労者の生産性を低下させる大きな原因の一つに数えられている[4]。

頭痛の原因として，脳腫瘍やくも膜下出血などの器質的頭痛もあげられるが，そのほとんどは緊張性頭痛や片頭痛といわれている。いずれも精神的緊張や過労，ストレスが引き金となって発症し，前者では頭頚部を包む筋膜や腱膜が異常に収縮し，後頭部から頚部にかけて重苦しく締め付けられるように痛み，後者は血管性頭痛とも呼ばれ，脳や頭の血管が異常に収縮したり拡張したりする，発作性，拍動的な痛みが特徴とされる。けれどもその正確なメカニズムは不明で，いずれも現代医学の治療は薬物による対症療法である。

カイロプラクティックでは，医学的な検査で異常が認められない頭痛に対して，上位頚椎のサブラクセーションを矯正することで経験的にかなりの効果をあげており，頭痛は得意な疾患の一つといえる。カイロプラクティックが頭痛に有効であるのは，まず，上位頚椎が後方回旋（サブラクセーション）することで，椎骨動脈が牽引あるいは圧迫されることにより血流障害が生じて頭痛が起き，サブラクセーションを除去すれば改善される可能性が考えられる。また，最近の研究によれば頚部筋の

緊張が硬膜に影響を与えて頭痛が生ずる可能性も提唱されている。1995年，メリーランド大学のGray Hack助教授は，「SPINE」に彼らの行った解剖11体すべてに，小後頭直筋と硬膜の間に結合組織が認められたと報告した。Hack助教授はそれをさらに立証するために，米国政府の公的機関と連携して冷凍した男女の5,000体以上の頭頸部を解剖し，スライスした標本をMRIによって視覚化することに成功した[5]。この研究で判明したのは，頸部筋の緊張が脳をとりまく硬膜に直接影響を与える可能性があることである。Hack助教授は「頸部の構造的問題が頭痛の原因であるとの仮説のもとに，カイロプラクターたちは治療を行っているが，頸部の筋緊張を緩和させることで硬膜の緊張を低下させるのはこの結合組織の存在によって可能であり，少なくとも解剖学的にカイロプラクティック治療の有効性を裏付けるものである」と語った。この事実は頭痛にカイロプラクティックが効果をあげてきた根拠が，ある部分にせよ解明されたことを示唆している。

❷頸部痛

1）いわゆる寝ちがえに伴う頸部痛

ある朝，起きた途端，頸部に可動制限を伴う激痛が出現し，首が曲がったままの状態になってしまうことがある。老若男女を問わず起こり，この疾患は寝ちがえと称されているが，実態は頸椎のある種の捻挫である。既存の医学では湿布，注射で対処するが，急速な痛みの改善は期待できない。カイロプラクターはまず，緊張した頸部の筋からサブラクセーションを触診し，アジャストメント（徒手矯正）を行う。通常1回から3回の治療で症状はほとんど消失するが，カイロプラクティックにより劇的に改善され，患者に感謝される症状の一つである。

2）頸椎捻挫に伴う頸部痛

この疾患の治療の困難さは，その病態が不明であるのと客観的所見の乏しさにあるといわれ，多くの患者が適切な治療を受けられずにいる。そのため患者は長期にわたって不定愁訴に悩み，医師を困惑させ，最終

的には精神科医を受診するよう要請される症例も少なくないといわれている。

　この現代医学が最も苦手としている疾患にもカイロプラクティックの理論から診て対処し，大きな効果をあげている，最も得意な，換言すれば，カイロプラクティックで治療する以外に適切な方法が存在しない，とさえいえる分野である。

　頚椎捻挫の病態の大部分は，サブラクセーションそのものであり，患者を触診すれば，ほとんどすべての症例にそれが触知される。筆者の経験から頚椎捻挫にカイロプラクティックが有効か否かではなく，多くは著効といってもよいであろう。触診により，サブラクセーションの有無だけでなく，それがどの程度改善されているかも判断可能で，患者の自覚症状の改善とサブラクセーションの改善状態は多くの場合，平行する。

　ただ，最近では時代を反映して，保険診療上，診断書の転帰に記入する際，自覚的にも，触診の結果からも治癒としてよいケースにも関わらず，患者は不安だから治癒とせず，症状固定にして欲しいといわれることも少なからずあり，苦慮する場合がある。

　当院でさまざまな角度から調査し，診断書に治癒と記入した，頚椎捻挫の患者50例の結果を下記に報告する。

　男女比は，男性27名，女性23名，年齢分布と平均年齢は**表5-1-①**に示した。

　受傷してから来院するまでの期間を便宜上，1週間以内，8日から3か月未満そして3か月以上に分けて，治癒までの治療回数を示したのが**表5-1-②**であり，早期に治療を開始したほうが明らかに，回復までの期間が短い傾向にある。

　次に，頚椎捻挫の分類による治癒までの治療回数を**表5-1-③**に示した。頚椎捻挫型が一番早く回復するという，当然の結果が得られた。なお，便宜上，頚椎捻挫を，頚椎捻挫型，バレーリュー型（Barré-Liéou type），神経根症状型の3型に分類した。

　さらに，頚椎捻挫の分類別の来院までの期間と治療回数の関連を分

5．カイロプラクティックの対象となる症状と疾患および治療成績

析したのが**表5-1-④**であり，初診時の自覚症状（一人で複数訴える場合がある）を**表5-1-⑤**に示した。バレーリュー型，神経根型とも，必ずしも，早期に治療を開始したほうが治療回数は少なくて治癒するとはいえなかった。しかし，確実にいえるのは，治療直後に症状の軽減が実感でき，患者にこの治療を継続すればやがて回復するという，安心感，期待感を与えられることであると思っている[6]。

表5-1 頚椎捻挫

① 年齢分布

	男	女
10代	1	2
20代	12	10
30代	7	9
40代	5	2
50代	1	0
60代	1	0
合計	27	23

平均年齢	31 ± 9.4
男性平均年齢	33 ± 10.1
女性平均年齢	29 ± 8.0

④ 頚椎捻挫分類別の来院までの期間と治療回数

		症例数	治療回数
頚椎捻挫型	7日未満	16	16.0
	8日～3か月未満	10	19.8
	3か月以上	7	33.8
バレーリュー型	7日未満	4	35.7
	8日～3か月未満	5	28.0
	3か月以上	3	25.7
神経根型	7日未満	0	0
	8日～3か月未満	4	46.0
	3か月以上	1	17.0

② 事故から来院までの期間と治療回数

	症例数	治療回数
7日以内	20	20.0
8日～3か月以内	19	27.4
3か月以上	11	30.0

③ 頚椎捻挫分類別治療回数

	症例数	治療回数
頚椎捻挫型	33	20.9
バレーリュー型	12	30.0
神経根型	5	40.2

⑤ 初診時の自覚症状

頚部痛	49
腰痛	16
上肢の疼痛・しびれ	11
肩こり	9
頭痛	9
背部痛	6
その他	7

❸上肢の疼痛・しびれ

　上肢に耐え難い疼痛，しびれ，倦怠感を訴えて整形外科を訪れ，頚椎椎間板ヘルニア，頚肩腕症候群，胸郭出口症候群，変形性頚椎症などと診断される疾患のなかで，実態は頚椎や上位胸椎のサブラクセーションである場合がかなりあると思われる。

　平成12年から16年までの期間に，当院を訪れ，1）上肢に症状があり，2）頚椎および上位胸椎にサブラクセーションを認め，3）10回以上通院し，経過観察した40例の調査結果を報告する。

　年齢分布と平均年齢は**表5-2-①**に示し，患肢の左右別分類を**表5-2-②**に示した。

　発病から来院までの期間は**表5-2-③**に示したように，1か月以内に来院した症例はわずか7例で，1年以上も疼痛に悩んだ後に来院した症例が14例も見られた。

　医療機関を経て来院した症例は40例中25例であった（**5-2-④**）。医療機関での診断は頚椎椎間板ヘルニアが7例，頚椎捻挫3例，変形性頚椎症，頚椎症性頚髄症，頚椎症性神経根症，頚椎亜脱臼が各1例で，残りの11例は何ら納得のいく説明もなく適切な治療も受けていなかった。診断名を告げられた頚椎捻挫を除く11例のうち，10例は著効に属し，1例が有効であった。カイロプラクティック治療で症状が改善された事実は，医療機関での診断が適切でなかった可能性が高いことを示している。

　頚椎，上位胸椎の後方回旋をアジャストメントすることで，治療開始後，何らかの改善の徴候を感じ始めた治療回数を示したのが**表5-2-⑤**であり，3回目までに40例中，26例，65％に達する。長期にわたり症状に悩まされ，日常生活に支障をきたしていた患者に，この治療を継続すれば，やがて症状が回復するに違いないと確信を抱かせることができるのは，カイロプラクティックの大きな特長である。

　治療の効果判定は**表5-2-⑥**に示したが，著効（治癒とほぼ同意）が37例，93％に達する。なお，無効の1例は通院中に前立腺ガンが判

5. カイロプラクティックの対象となる症状と疾患および治療成績

明し，11回目で治療を中止したケースである。

上肢の症状は医療機関での診断名はさておき，サブラクセーションによるものの割合はかなり高く，カイロプラクティックが非常に有効である疾患の一つといえる[7]。

表5-2　上肢の疼痛を訴えた40例

① 年齢分布		
	男	女
20代	1	1
30代	2	3
40代	6	4
50代	10	6
60代	4	1
70代	1	1
合計	24	16
平均年齢	49 ± 11.5	
男性の平均年齢	50 ± 10.9	
女性の平均年齢	47 ± 12.5	

② 患肢の左右別分類	
左	26
右	13
両側	1
合計	40

③ 発病から来院までの期間	
1か月以内	7
1か月以上	11
2か月以上	2
3か月以上	3
4か月以上	2
6か月以上	1
1年以上	6
2年以上	2
3年以上	1
5年以上	1
10年以上	2
長期過ぎて不詳	2
合計	40

④ 医療機関にかかった25例の診断名	
1．椎間板ヘルニア	7
2．頚椎捻挫	3
3．変形性頚椎症	1
4．頚椎性頚髄症	1
5．頚椎性神経根症	1
6．頚椎亜脱臼	1
7．なし	11
合計	25

⑤ 改善の徴候が診られるまでの治療回数	
1回	3
2回	8
3回	15
4回	3
5回	1
6回	3
7回	3
9回	2
18回	1
合計	39

⑥ 効果判定	
著効	37
有効	2
無効	1
合計	40

❹急性腰痛

[急性腰痛の定義]

アメリカの腰痛ガイドラインでは「活動制限を伴う腰痛症で,発症後3か月未満をいう」と定義されている。けれども,長期に腰痛が続くと,病態がこじれて治療の経過,予後にも影響があると考え,当院での調査は「発症後7日以内に来院した非特異性腰痛のみ」を対象とした。また,下肢に症状を有する症例は除外した。

2002(平成14)年の1年間に当院を訪れ,上記の条件に該当し治癒と診断した50例の年齢分布と平均年齢を表5-3-①に示した。

患者の治癒判定は,腰痛の解消と施術者の触診による腰部傍脊柱筋の緊張の消失の双方が一致したことで判断した。

治癒までの治療回数(表5-3-②)は,最少で1回,最多で7回,平均で3.8±1.3回であった。治療には約半数の症例に超音波を使用したが,平均4回弱の治療で急性腰痛が解消する事実は存在する。なお,1回で治癒と判断した3例は全例ともその後,別の訴えで来院し,その後の経過が判明したことで統計に加えた。

50例の全例に腰部傍脊柱筋の緊張を認め,それを矯正することで腰

表5-3 急性腰痛の50例

① 年齢分布	男	女	② 治癒までの治療回数	治療回数
10代	0	1	1回	3
20代	0	1	2回	6
30代	6	4	3回	7
40代	7	10	4回	19
50代	8	6	5回	9
60代	2	1	6回	5
70代	2	2	7回	1
合計	25	25	合計	50

平均年齢　　　48 ± 14.6
男性平均年齢　49 ± 11.8
女性平均年齢　47 ± 12.9

痛が解消したのは，急性腰痛の原因解明の大きな手がかりであると考えている。

本疾患に対するカイロプラクティック治療の特徴は，①治療直後に患者は腰痛の軽減を実感し，このまま治療を継続すれば腰痛が回復するという期待感・信頼感を与えられる，②きわめて安全である，ことである[8]。

❺慢性腰痛

当院を訪れ，下記の条件を満たした40例の腰痛患者のレントゲン分析（立位の腰椎側面像と前後像）と治療効果判定を行った。

(1) 腰痛が来院する1か月以上前から持続している。
(2) 腰痛発症の原因がはっきりしない。
(3) 下肢に自覚症状がない。
(4) ラセーグ・テスト（Lasègue test）などの整形外科的テスト，知

表5-4　慢性腰痛の40例

① 年齢分布			② 腰痛発症から来院までの期間	
	男	女	1か月～6か月未満	10
10代	6	1	6か月以上～1年未満	5
20代	4	2	1年以上～2年未満	6
30代	10	5	2年以上～3年未満	6
40代	7	5	3年以上	13
合計	27	13	合計	40
平均年齢 33　男性平均年齢 31　女性平均年齢 36				

③ 腰椎側面像所見				④ 腰椎前後像所見		⑤ 効果の判定		
	男	女	合計	rotationの存在	症例数		症例数	
正常	17	8	25	3椎体，それ以上	22	著効	34	85%
hypolordosis	2	1	3	2椎体	14	有効	5	12.5%
hyperlordosis	8	4	12	1椎体	2	無効	1	2.5%
				counter rotation	2			
合計	27	13	40	合計	40	合計	40	

覚異常などの神経学的テストが陰性である。
(5) レントゲン線で器質的変化が認められない。
(6) 加齢によるとされる腰痛を排除するため，年齢は50歳以下である。
(7) 少なくとも5回以上来院し，経過観察を行っている。

40例の男女別年齢分布は**表5-4-①**に，腰痛発症から来院までの期間を**表5-4-②**に示した。腰痛で3年以上悩んで来院した症例が最も多く13例，次いで6か月未満が10例であった。

腰椎側面像所見を**表5-4-③**で，前後像での椎体回旋変位所見を**表5-4-④**で示した。側面像では，62.5％の25例が正常範囲であったが，前後像では，全例に後方回旋変位が認められた。変位は左後方回旋が25例（62.5％），右後方回旋が13例（32.5％），残る2例にはcounter rotation（椎体が左右反体側に回旋）が認められた。

カイロプラクティックは，手技によりこの回旋変位を正しい方向へアジャストメントすることで腰痛に対処している。治療効果判定を**表5-4-⑤**に示した。

椎体の後方回旋が腰痛患者の全例に認められ，それを矯正することで97.5％に腰痛の改善が見られたことは，回旋変位が腰痛と関連がある可能性が高いと考えざるを得ない。そして，同時に症状の軽減と平行して，腰部の傍脊柱筋の緊張の緩和が認められた。したがって，筆者は腰椎・骨盤の構造上の異常を無視していては，今後も長期にわたって，腰痛の解明も適切な対処もできないと考えている[9]。

❻坐骨神経痛

坐骨神経痛の原因として，整形外科的には腰椎椎間板ヘルニアや腰部脊柱管狭窄症，まれにガンの転移や帯状疱疹などがあげられている。しかしながら，整形外科的概念には存在しない，腰椎・骨盤の構造異常そのものが坐骨神経を牽引したり，圧迫したりして生ずる坐骨神経痛はかなり多く，筆者の経験では坐骨神経痛の約半数を占めているのではないかと思っている。

5．カイロプラクティックの対象となる症状と疾患および治療成績

　当院に坐骨神経痛を訴えて来院し，坐骨神経痛以外には腰椎椎間板ヘルニアのサインが認められない，レントゲン線上構造異常を認め，10回以上経過観察し得た60例の調査結果を報告する。

　患者の年齢分布と平均年齢は**表5-5-①**に示し，患側と短下肢の関係は**表5-5-②**に示した。

　カイロプラクティックでは構造異常を明確化する意味で，必ず，立位でレントゲン撮影するが，その下位腰椎の所見を**表5-5-③**に示す。さらに椎体の後方回旋と患側の関係を**表5-5-④**に示した。

　症状の出現から来院までの期間を便宜上4段階に分類したのが**表5-5-⑤**であり，症状に改善の徴候が見られるまでの治療回数を**表5-5-⑥**に示した。治療開始後5回までに半数以上が変化を感じていることがわかる。

　治療効果の判定を示したのが**表5-5-⑦**であり，著効，有効を合わせると88％に達する。さらに，著効例（33例）のみについて，レントゲン所見との関係を調べたのが**表5-5-⑧**で，来院までの期間と治療効果の関係を**表5-5-⑨**に示した。

　以上のことから，まず，薬剤，注射を用いないで構造異常を手技で正すことだけで多くの坐骨神経痛が改善されている事実は，その疼痛発生のメカニズムに腰椎・骨盤の構造異常が関与している可能性が非常に高いことを示唆している。次に，著効例とレントゲン所見の関係から，患肢側に椎体後方回旋が存在するか，後方回旋と同側に凸側弯が見られるかまたは，後方回旋と反体側に脊椎が傾斜している場合の著効例が22例であるのに，その反対は6例のみであったことに注目したい。坐骨神経に対して構造（機械）的牽引力が加わるような症例のほうがより効果をあげやすいのではないかと思われる。

　この調査で60例全例に構造異常が認められ，短下肢が35例，58.3％にみられた。整形外科的にはまったく無視されている構造異常が原因の坐骨神経痛は厳然と存在するだけでなく，手技のみで多くの患者が救われている事実に医療関係者は謙虚に目を向けて欲しいと思う[10]。

表5-5　坐骨神経痛の60例

① 年齢分布

	男	女
10代	1	0
20代	4	4
30代	4	4
40代	6	9
50代	9	3
60代	2	4
合計	26	24

平均年齢　　　48 ± 14.1
男性平均年齢　49 ± 15.0
女性平均年齢　44 ± 12.3

② 患側と短下肢の関係

	右短下肢	左短下肢	短下肢なし
右が患肢	13	4	14
左が患肢	8	10	11
合計	21	14	25

③ 立位前後像下位腰椎レントゲン所見

	症例数
1．右凸側弯（後方回旋も含む）	10
2．左後方回旋	19
3．右傾斜（後方回旋も含む）	6
4．左凸側弯（後方回旋も含む）	10
5．左傾斜（後方回旋も含む）	5
6．右後方回旋	10
合計	60

④ 患肢と椎体回旋の関係

	右後方回旋	左後方回旋
右患肢	17	13
左患肢	10	21
合計	27	33

⑤ 発病から来院までの期間

1年以上	17
6か月〜1年未満	9
1か月〜6か月未満	24
1か月以内	10
合計	60

⑥ 自覚症状に改善の徴候が出現するまでの治療回数

	症例数
4〜5回まで	32
6〜9回まで	21
10回以上	7
合計	60

⑦ 効果判定の分類

著効	33
有効	20
やや有効	5
無効	2
合計	60

⑧ 著効例のレントゲン所見

	右患肢	左患肢
右後方回旋 右後方回旋と右凸側弯 右後方回旋と右凸側弯左傾斜	12	2
左後方回旋 左後方回旋と左凸側弯 左後方回旋と右傾斜	4	10
右後方回旋と左凸側弯 右後方回旋と右傾斜	0	2
左後方回旋と右凸側弯 左後方回旋と左傾斜	1	2
合計	17	16

⑨ 来院までの期間と予後の関係

	著効	有効	やや有効	無効
1年以上	7	7	3	0
6か月〜1年未満	7	2	0	0
1〜6か月未満	16	6	1	1
1か月以内	3	5	1	1
合計	33	20	5	2

5．カイロプラクティックの対象となる症状と疾患および治療成績

❼腰椎椎間板ヘルニア

　椎間板ヘルニアは典型的な症状を示していれば，診断は比較的容易な疾患で，その治療成績は多くの文献で報告されている。けれども，その治療は薬剤，注射，手術に依存せず，安全であることが最も重要である。

　カイロプラクティックは本疾患に対しても安全なだけでなく，かなり有効な治療方法である可能性が高い。

　筆者が調査した，手技のみによる方法で治療した30例とCoxのテーブルを用いて治療した21例の症例を報告する。なお，カイロプラクティックはサブラクセーションを触診で確認し，それを手技でアジャストメントすることで症状の改善を図るのを特徴とするが，腰椎椎間板ヘルニアのみは例外である。サブラクセーションに関係なく，膨隆したヘルニアを完納することを目的として手技または特殊な牽引テーブルを用いる。

１）手技のみによる治療成績

　その治療方法は，ステーツ・テクニック（State's technique）のなかでトランスバース・デルトイド（transverse deltoid）の変法を用いた。

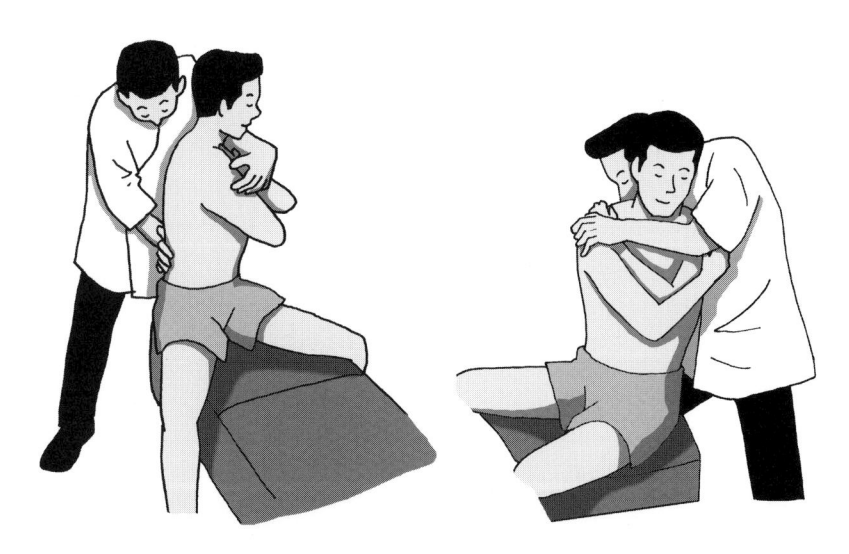

図5-1　トランスバース・デルトイドテクニック

まず患者をテーブルのヘッドピースの先端にフットレスト〈足方〉に向けてまたいで坐らせ，接触点はL4, L5, あるいはL5, S1に豆状骨を接触する。患者には両側大腿内側でしっかりとテーブルを挟むように指示する。十分に垂直方向〈頭方〉に牽引を加えながら，患者の身体を回転させつつ，ヘルニアを完納させる方向へアジャストメントを行う（**図5-1**）。

30例の男女比は男性24名，女性6名で，年齢分布と平均年齢は**表5-6-①**に示したが，患肢は左が17例，右が13例でSLR-T（straight leg raising test）は全例に，知覚異常は17例（56.7％）に認められた。30例中，直接当院を訪れたのは4例のみで，他の医療機関を経て来院し，そのうち14例（53.8％）は椎間板ヘルニアの診断を受けていた。

発病から来院までの期間は**表5-6-②**に，治療開始後，SLR-Tが消失するまでの治療回数を**表5-6-③**に示した。

レントゲン所見は**表5-6-④**のごとくであり，ヘルニアの位置による分類を**表5-6-⑤**に示した。

30例の効果判定を**表5-6-⑥**に示し，ヘルニアの位置と効果の程度を**表5-6-⑦**に示した。

表5-6 手技による腰椎間板ヘルニアの30例

① 年齢分布	男性	女性	計
10代	2		2
20代	5	4	9
30代	9		9
40代	4	2	6
50代	2		2
60代	2		2
合計	24	6	30

平均年齢　　36 ± 12.7
男性平均年齢　38 ± 13.2
女性平均年齢　32 ± 12.8

② 発病から来院までの期間		
1か月以内	13例	43.3％
1か月以上〜6か月未満	12例	40.0％
6か月以上	5例	16.7％

③ SLR消失までの治療回数（28例）	
5回以内	1例
6〜10回	4例
11〜15回	8例
16〜20回	5例
21〜25回	3例
26〜30回	3例
30回以上	4例
合計	28例

5．カイロプラクティックの対象となる症状と疾患および治療成績

④ レントゲン所見				
（1） 立位前後像				
側弯	15例（50.0%）	左凸 7	右凸	8
傾斜	8例（26.7%）	左傾斜 4	右傾斜	4
合計	23例（76.7%）			
（2） 立位側面像				
			症例	
disc 狭少化			12	
hypolordosis			9	
hyperlordosis			2	
正常			19	
⑤ ヘルニアの位置による分類				
post.lat.	14（46.7%）			
post.med.	8（30%）			
不明	7（23.3%）			

⑥ 効果判定		
著効	23	（76.6%）
有効	4	（13.3%）
やや有効	1	（3.3%）
無効	2	（6.7%）

⑦ ヘルニアの位置と効果判定		
post.lat.	著効	11
	有効	2
	やや有効	1
post.med.	著効	7
	有効	1
	無効	1

著効，有効をあわせると，89.9%に達する[11]。

2）Coxのテーブルを用いて治療した21例の治療成績

治療方法は，まず患者をCoxのテーブルに腹臥位にさせ，肘掛けの先端を握らせて手を固定する。次いで足を固定し，患者の疾患レベルの棘突起に豆状骨を接触しつつ，テーブルの足方部を上下にしながら牽引を加える（**図5-2，3**）。

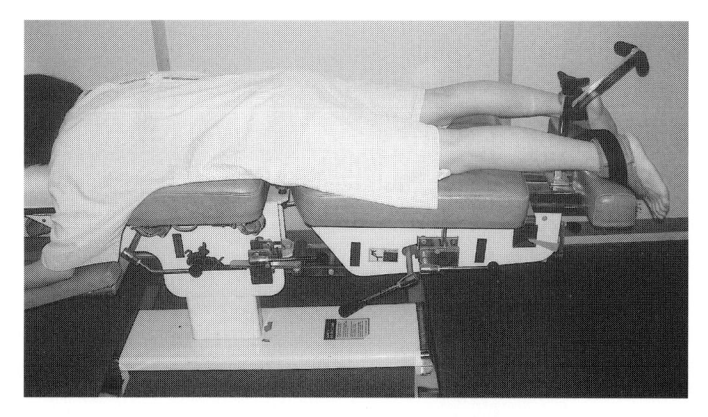

図5-2　Coxテーブルでの牽引前

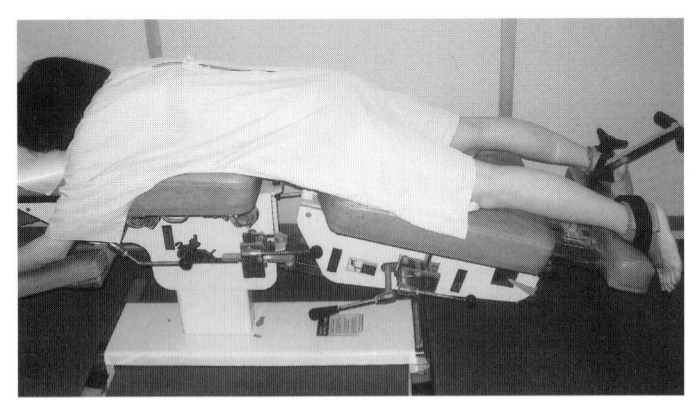

図5-3 Coxテーブルでの牽引を加えたところ

　手技療法より術者の負担が少なく，その操作が比較的簡単な方法で同じ効果が得られるかを調べるために，Coxのテーブルを使用して治療した21例についての結果を報告する。
　21例の男女比は男性15名，女性6名で，年齢分布と平均年齢は**表5-7-①**に示したが，患肢は左が11例，右が10例で，SLRは全例に，知覚障害は11例（52.4％）に認められた。21例中，直接当院を訪れたのは3例のみで，18例は他の医療機関を経て来院し，そのうち15例（83.3％）が椎間板ヘルニアの診断を受けていた。
　発病から来院までの期間は**表5-7-②**に，治療開始後，改善の徴候が現れるまでの治療回数を**表5-7-③**に，SLRが消失するまでの治療回数を**表5-7-④**に示した。
　レントゲン所見は**表5-7-⑤**に，ヘルニアの位置による分類は**表5-7-⑥**に示した。
　21例の効果判定を**表5-7-⑦**に示したが，著効，有効をあわせると，85.7％であった。
　以上述べてきたように，椎間板ヘルニアに対して，手技のみであれ，特殊なテーブルを用いるにせよ，著効，有効あわせて90％近い成績を得たことから，カイロプラクティックは本疾患の適応症といえる。2種

5．カイロプラクティックの対象となる症状と疾患および治療成績

表5-7　Coxのテーブルを用いた腰椎椎間板ヘルニアの21例

① 年齢分布

	男性	女性	計
10代	1	1	2
20代	5	2	7
30代	4	2	4
40代	3	1	6
50代	2		2
合計	15	6	21

平均年齢　　　33 ± 11.2
男性平均年齢　35 ± 11.9
女性平均年齢　29 ± 9.0

② 発病から来院までの期間

1か月以内	8例	38.1%
1か月以上～6か月未満	8例	38.1%
6か月以上	5例	23.8%

③ 改善の徴候が見られるまでの治療回数

	症例数
5回まで	8
6～9回まで	8
10回以上	2
25回	1
合計	19

④ SLR消失までの治療回数

10回以内	9	(50%)
20回以内	6	(33.3%)
30回以上	3	(16.7%)
合計	18	

⑤ レントゲン所見

（1）立位前後像
側弯　　　2　左凸　2
傾斜　　　6　左　4　右　4
（2）立位側面像
disc 狭少化　　　　8
hypolordosis　　　3
hyperlordosis　　　5
正常　　　　　　　13

⑥ ヘルニアの位置による分類

post.lat.　　12
post.med.　　1
不明　　　　8

⑦ 効果判定

著効	13	(61.9%)
有効	5	(23.8%)
やや有効	1	(4.7%)
無効	2	(9.5%)
合計	21	

類の方法での治療成績に大差がないことが判明したので，その後筆者は，本疾患に対してCoxのテーブルのみで対処している。もとより100％効果のある治療法は存在せず，その上，正規の教育を受けた者が行えば，医療過誤はほとんどないカイロプラクティック療法は特に手術を受ける前にはぜひ試みるべきであろう[12]。

❽変形性股関節症

本症は股関節を構成する軟骨，骨，靭帯などが加齢的な退行変性のた

め，関節の力学的機構が破綻して生ずる関節症であり，器質的疾患である。そして長期的にみた本症の予後は，進行的傾向を示し，決して良好とはいえず，保存療法で対処することはきわめて困難とされている。

本症に対しカイロプラクティック療法を行い長期間経過観察し得た4症例について，股関節痛の変化の状況を表5-8-①，表5-8-②で報告する（図5-4）。

表5-8 変形性股関節症の4例

①

症例	職業	性別	年齢	初診日	患肢	既往歴
1.	主婦	女	54	1984・12・1	左	来院する10年前より誘因なく股関節痛出現 2年前に某医で股関節の異常を指摘された
2.	看護師	女	64	1985・7・27	左	来院する2年前から徐々に股関節痛出現 投薬，牽引で治療したが症状は増強していた
3.	縫製業	女	39	1990・3・5	左	来院する1年前より股関節痛出現 座薬を1日2回使用していた
4.	会社員	女	40	1991・8・30	両側	15歳の頃から股関節痛出現　クーラーで冷えすぎたことが契機で股関節痛増強

平均年齢（女性のみ） 49 ± 12.0

②

	1994.12末までの治療回数	改善の徴候が出現するまでの治療回数	治療による疼痛の変化	症状が安定するまでに要した期間
1.	387回	3回目から	症状は疲労時以外はなし日常生活，仕事に支障なし	3か月で安定したが骨折で中断し増強 治療開始2年後から安定
2.	451回	4回目から	疼痛はほぼ解消 社会生活も活発に行っている	治療開始後3年目から
3.	167回	3回目から	疼痛はほぼ解消，座薬は週1回程度使用，仕事に支障なし	治療開始1年目くらいから
4.	132回	3回目から	疼痛は消失し，疲労時に右殿部痛出現，仕事，日常生活に支障なし	治療開始6か月くらいから

5. カイロプラクティックの対象となる症状と疾患および治療成績

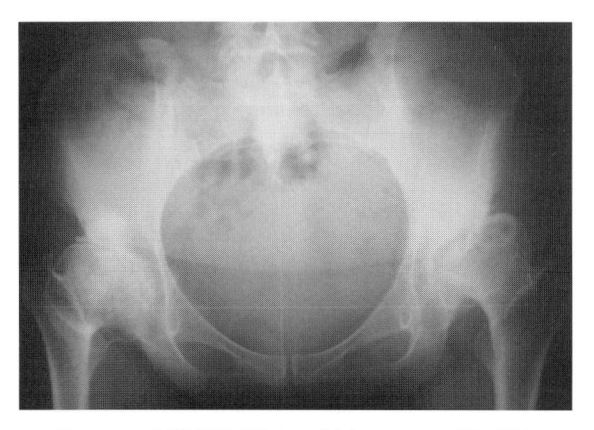

図5-4　変形性股関節症　症例4のレントゲン写真

　4症例とも治療開始後3〜4回目から何らかの改善の徴候を感じているのは注目すべきであろう。患者は長期間疼痛に悩み，カイロプラクティック治療をこのまま継続すれば，やがては日常生活に耐えられるようになると期待感を抱いたと思う。その期待感こそ医療で最も重要な部分であると筆者は確信している。
　なお，症例2，3，4は2005（平成17）年2月現在，当院に通院中で，症例2が右股関節に新たに変形性股関節症が発症し，右股関節に疼痛を訴えているが，3症例ともそれ以外に疼痛は訴えていない[13]。

❾変形性膝関節症と思われる膝関節痛
　高齢者が膝関節痛を訴えて整形外科医を訪れると，外傷などの既往歴がなく，レントゲン線で変形が認められれば，変形性膝関節症と診断される。
　医師は診察で膝関節は診ても，決して腰部に注目することはない。カイロプラクターは，膝関節は腰椎から神経支配されているので，必ず腰椎の構造上の問題の有無を判断し，異常があれば腰椎の治療を行い，膝の疼痛の改善にかなりの好結果を得ている。
　当院を訪れ，下記の条件を満たした，25例の膝関節痛を訴えた患者

のレントゲン分析と治療効果判定を行った。

(1) 主訴が膝関節痛。
(2) 外傷の既往歴がない。
(3) 年齢が50歳以上である。
(4) 腰椎の前後像のレントゲン撮影を行っている。
(5) 5回以上来院し、経過観察している。

25例の男女の年齢別分布と平均年齢は**表5-9-①**に、治療を開始して、改善の徴候が見られるまでの治療回数を**表5-9-②**に示した。開始後6回までに90％以上が何らかの変化を感じていることから、10回以上治療しても、まったく変化が見られない場合、その変形性膝関節症はカイロプラクティックの適応ではないと判断するべきかもしれない。

患肢の左右差は**表5-9-③**に示したが、両側に疼痛を訴えた症例が6例あるので、患肢は合計31である。

立位腰椎前後像では、全例に後方回旋変位が認められ、左後方回旋が12例、右後方回旋が11例、counter rotationが2例に見られた。

本症に対するカイロプラクティックの効果判定は**表5-9-④**に、そのうち、著効と判断した19例、23肢の分析を**表5-9-⑤**に示した。

なお、25症例31患肢のうち膝蓋跳動を認めたのは4例で、加療により全例が消失した。また、腰痛経験者は20例80％に達し、腰部と膝関節が密接に関連していることを示唆している。

もとより本症は加齢が基調にある以上、完治や治癒は望めない。しかしながら腰椎の手技のみによる治療により、膝関節の疼痛の軽減、解消が見られることから、筆者は外傷の既往がない場合は、腰椎に注目するべきであると考える[14]。

❿突発性難聴の1例

カイロプラクティック創始の契機となったのは、創始者、D.Dパーマーが難聴の男性を手技で脊椎矯正を行い、聴力を回復させたことにある。しかしその後、難聴がカイロプラクティックの適応疾患と主張する関係

表5-9　変形性膝関節症の25例

① 年齢分布

	男	女
50代	1	6
60代	1	10
70代		7
合計	2	23

平均年齢	64 ± 14.3
男性平均年齢	64 ± 6.8
女性平均年齢	64 ± 4.9

② 改善の徴候がみられるまでの治療回数

治療回数	症例数	
2	2	
3	9	
4	7	
5	2	
6	3	6回までに23例(92％)
8	1	
10	1	

③ 患肢の左右差

	患肢	31例
右側		10
左側		9
両側	左が強 3	6×2
	右が強 3	12例

④ 効果の判定

	症例数	
著効	23	74.2％
有効	7	22.6％
やや有効	1	3.2％
無効	0	
合計	31	

⑤ 著効例（19例，23肢）の分析

① 一側と両側の比較

一側のみ	19例中15例	78.9％
両側	6例中4例	66.6％

② 患肢の左右差による比較

右側	10例中8例	80％
左側	9例中7例	77.7％
両側　右が強	3例中3例	
左が強	3例中1例	

③ 年代別著効率

50代	7例中6例	85.7％
60代	11例中8例	72.7％
70代	7例中5例	71.4％

　者はいないし，筆者も同感である．それにも関わらず，多くのカイロプラクターは，一度は難聴の患者を手技で治療してみたいと思っているのではないだろうか．

　突発性難聴と診断され，東京都から身体障害者認定を受けた初診時9歳9か月の女子に，筆者はカイロプラクティック治療を試みる機会を得て長期間経過観察したので報告する．

　患者は1995（平成7）年7月27日，当院を訪れた．治療開始前の聴力検査（平成7年6月30日）は**図5-5**のごとく，左右とも60dB以上で，

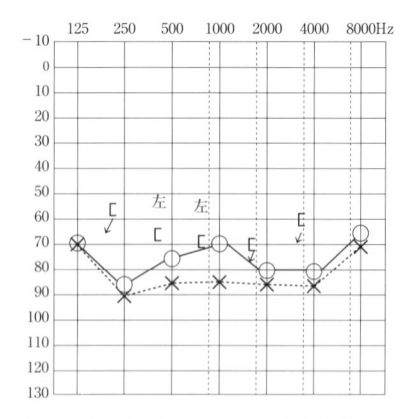

図5-5 平成7年6月30日の聴力検査結果

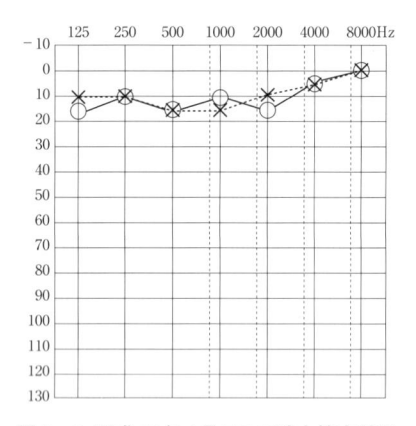

図5-6 平成11年4月7日の聴力検査結果

高度難聴に属していた。触診で頚椎両側に後方回旋を認め，当初は週1回，やがて2週に1回，4週に1回と頚椎のアジャストメントを継続し，50回目の治療を終えた，1999（平成11）年4月7日の聴力検査は**図5-6**のように正常範囲まで回復した。

　2005（平成17）年2月現在，この元患者は2〜3か月に1度の間隔で来院しているが，聴力はまったく正常で，某音大の声楽科に学んでいる。

　この1例をもって，カイロプラクティックが本症に有効であると主張

5．カイロプラクティックの対象となる症状と疾患および治療成績

するつもりはないが，頚椎の後方回旋を矯正したことがきっかけで難聴が改善した事実は存在する。そして，今後も同じ症例に遭遇したら，カイロプラクティック治療を試みるであろう。その際に重要なことは，治療開始前に患者と家族へ病気と治療の困難さを十分に説明し，決して安易な期待感を与えず，了解，納得を得ることである[15]。

Side Memo: 椎間板ヘルニアとカイロプラクティック

カイロプラクティックは医学とは病因論も治療体系もかなり異なりますが，医学の病因論や診断をすべて否定しているわけではありません。文中でも触れていますが，腰椎椎間板ヘルニアの病因については，カイロプラクティックは医学とまったく同じ立場です。けれども治療方法が大変違います。薬物，注射，手術という手段は使わず，あくまでも手技を用いて，膨隆，脱出した髄核を完納する目的で治療します。そのテクニックは多数ありますが，今回，筆者が紹介したのはその一部に過ぎません。どのテクニックを選択するかはカイロプラクターの好みによります。筆者は椎間板ヘルニアもカイロプラクティックの適応と考えています。

参考文献

1) 紺野愼一，菊池臣一：論文をどのように評価するか．臨整外　38巻8号：1076, 2003.
2) 紺野愼一，菊池臣一：総説：EBMの見地から．日本腰痛会誌　11(1): 35-37　2005.
3) D. Chapman-Smith: The Chiropractic Profession 70, 128, 2000.
4) 野呂瀬紘末：頭蓋内で発見された結合組織—緊張性頭痛の治療に関与．カイロジャーナル33(11), 1998 (原典：「筋緊張性頭痛の疫学」Journal of American Medical Association, 1998).
5) Hack GD, Koritzer, et al: Anatomic Relation Between the Ractus Capitis Posterior Minor Muscle and the Dura mater. Speine 20(23): 2484-2486, 1995.
6) 竹谷内宏明：カイロプラクティック療法で治癒したむち打ち損傷の50例．日

本カイロプラクティック学会雑誌 8(1): 27-32, 1992.
7) 竹谷内宏明：上肢に疼痛を訴えた40例の調査．RMIT 日本校年報 5 : 62-66, 2005.
8) 竹谷内宏明：カイロプラクティッの現状とカイロプラクティックの急性腰痛症に対する治療．NEW MOOK 整形外科No17. 金原出版，東京，189-196, 2005.
9) 竹谷内宏明：いわゆる腰痛症40例のレントゲン的考察．臨床カイロプラクティック学会雑誌 1 : 63-66, 1984.
10) 竹谷内宏明：坐骨神経痛の30例PART Ⅱ．日本カイロプラクティック学会雑誌 3(1): 17-22, 1986.
11) 竹谷内宏明：Sitting Technique による腰椎椎間板ヘルニア治療の30例．日本カイロプラクティック学会雑誌 4(1): 79-83, 1987.
12) 竹谷内宏明：Coxのtableを用い治療した腰椎椎間板ヘルニアの21例．日本カイロプラクティック学会雑誌 6(1): 25-29, 1990.
13) 竹谷内宏明：カイロプラクティック療法で長期間経過観察し得た変形性股関節症の4症例．日本カイロプラクティック学会雑誌 9(1): 39-45, 1995.
14) 竹谷内宏明：変形性膝関節症と思われる25例の腰椎レントゲン像の分析とカイロプラクティックによる治療効果について．日本カイロプラクティック学会雑誌 1(1): 61-66, 1986.
15) 竹谷内宏明：カイロプラクティックで治療した突発性難聴の1例．日本カイロプラクティック徒手医学 1 : 44-50, 2000.

6 整形外科医からみた カイロプラクティック(1)問題点の整理

　本項では，わが国におけるカイロプラクティックの現状と治療成績の解釈について，整形外科医の立場から見た疑問や問題点を述べる。

1. カイロプラクティックと整形外科

　運動器（筋・骨格系）の疼痛を訴える患者を治療の対象とするという観点からすれば，カイロプラクティックと整形外科は同じ立場である。しかし，最大の相違は，わが国では整形外科は国家資格に基づく正規の医療行為に分類されているのに対し，カイロプラクティックは，未だ国家資格に基づく正規の医療行為ではなく，代替医療に分類されている点である。特に，正当な教育を受けていない者が，カイロプラクティックと称してカイロプラクティック類似行為を行い，トラブルを起こしている事例がない訳ではない。

　一方，アメリカやヨーロッパの多くの国では，カイロプラクティックによる治療が法律上あるいは合法的に認められている。さらに，大学教育により，D.C.（Doctor of Chiropractic）の称号が与えられている[1]。すなわち，これらの国では，D.C.は医師（medical doctor: M.D.）と同様に診療に携わっており，代替医療ではなく，正当な医療の一環と認知されているといえる。

　わが国においては，カイロプラクティックを国家資格に基づく正規の医療行為と認定しようとする方向性は，残念ながら未だ見い出すことはできない。このような現状のなかで，わが国のカイロプラクティック界（かれら自身の言葉でいえば"業界"）では，いくつもの団体が乱立して

おり，部外者からは非常にわかり難い状態になっている。最近では，カイロプラクティックを語る悪徳団体（業者）によるマルチ商法がらみのトラブルの報告すらある。教育に関してでは，カイロプラクティックの技能修得に関し，週に数回の講義を数か月履修すれば開業ができると宣伝している場合がある。一方，海外の大学教育と同等の水準を目指し，教育を進めている施設もある。以上の事実から，わが国のカイロプラクティック界は，次の2点に関して早急な改善と対応が望まれる。

①乱立している団体を統括する団体の設立
②教育や知識，あるいは技術の標準化

①と②は互いに密接に絡んでいる。国家資格という国レベルでの標準化がなされる目処が立たない以上，カイロプラクティック界自身が自らを律し，技術の標準化をすすめ，一定水準以上のカイロプラクティックの技術を用いた治療を国民に提供する必要があると考える。

2．治療成績を解釈する上での留意点

❶患者背景の違い

欧米では，カイロプラクティックの治療対象となる患者は，腰痛を訴える患者が大多数である[1]。わが国でも同様の傾向であると思われる。では，カイロプラクティックを受診する患者と整形外科を受診する患者は，同質なのであろうか？　言い換えれば，同様な痛みの強さやADL障害を有しているのであろうか？　この点は明らかになっているとはいえない。すなわち，重症度が違えば，治療成績を比較するすることはできない。治療成績の解釈には，この点を忘れてはならない。

一方，治療対象としている患者が受診する患者の社会的背景については，興味深い報告がある。アメリカの研究では，カイロプラクティックをはじめとする16種類の代替医療による治療を受けている人々は，そうでない人々に比較して，非有色人種，高学歴，高収入であるといった特徴があるという[2]。一般に考えられているような"教育程度の低い人"

ではなく，社会的地位の高い人ほど代替医療への関心が高く，実際に利用しているのである。しかも，その利用は，年々増加している[3]。このような患者背景も考慮する必要がある。

❷自然経過と治療期間，対照群

　非特異的な腰痛や頚部痛の自然経過は基本的には良好で，発症から1～3か月で90％以上が症状軽快，あるいは消失するとされている[4,5]。カイロプラクティックの治療成績の報告に限らず，"ある症状に対してある治療を何回か行って症状が改善したので，その治療法は有効である"とするような報告（case study）では，治療をしなくてもよくなっているのではないかという疑問に答えられない。治療の有効性は，最終的なアウトカムが他の治療や未治療より優れているのか，あるいは最終的アウトカムは同じでも，より短期間でよくなることを証明する必要がある。したがって，徒手的治療手技の有効性は，常に自然経過と比較して解釈する必要がある。つまり，治療成績の優劣を論ずるときには，効果の有無を明らかにしたい手技や治療法に対する対照群（コントロール；control）との比較が最低限必要となる。もちろん，先に述べたように比較する群間（効果の有無を明らかにしたい群と対照群との間）で，性や年齢，治療開始前の罹病期間や症状の程度が同質であることの保証が最低条件であることは，いうまでもない。

❸プラセボ効果

　どんな治療法でもプラセボ効果という非特異的な効果がある。しかも，その治療効果は従来の我々の常識を越えるほど高い[6,7]。
　たとえば，痛い部位に手をかざしたり，あてたりすると痛みが和らぐのを経験しない者はいない。このように，徒手療法自体が強いプラセボ効果を持っていることを知っておく必要がある。もちろん，プラセボ効果自体，実際の臨床上の治療として有用であり，否定するものではない。むしろ，プラセボ効果を期待して治療を行うことすらある。しかし，カ

イロプラクティックに代表される徒手療法の治療成績を厳密に解釈するのであれば，手技それ自体による特異的な効果なのか，徒手療法自体が持つ非特異的なプラセボ効果なのかについて，常に念頭において考える必要がある[8-11]。

おわりに

カイロプラクティックと整形外科は決して相容れない間柄ではなく，運動器（筋・骨格系）の疼痛を訴える患者を治療する点で目的は一致し，互いに補完するものである。したがって，ここに述べたような問題点の解決は，カイロプラクティック界のためではなく，国民の福祉や健康に直接つながると我々は信じている。また，本項が，治療成績の解釈をするうえで参考になれば幸いである。

参考文献

1) カイロプラクティックレポート集成版（日本語版No.1〜No.20）．日本カイロプラクティック評議会，東京，25，1997．
2) Eisenberg DM, Kessler RC, Foster C, Norlock FE, Calkins DR, Delbanco TL: Unconventional medicine in the United States. Prevalence, cost, and patterns of use. N Engl J Med 328: 246-252, 1993.
3) Eisenberg DM, Davis RB, Ettner SL, Appel S, Wilkey S, Van Rompay M, Kesslae RC: Trends in alternative medicine use in the United States, 1990-1997: results of a follow-up national survey. JAMA 280: 1569-1575, 1998.
4) Frymoyer JW: Epidemiology. Magnitude of the problem. In The Lumbar Spine (ed. By Weinstein, JN & Wiesel, SW.), WB Saunders, 32-38, 1990.
5) Waddel G: Epidemiology. A new clinical model for the treatment of low back pain. In The Lumbar Spine (ed. By Weinstein, JN & Wiesel, SW.), WB Saunders, 38-56, 1990.
6) Johnson AG : Surgery as a placebo. Lancet 244 : 1140-1142, 1994.
7) Fine PG, Roberts WJ, Gillette RG, Child TR: Slowly developing placebo responses confound tests of intravenous phentolamine to determine mechanisms underlying idiopathic chronic low back pain. Pain 56: 235-242, 1994.
8) Turner JA, Deyo RA, Loeser JD, Von Korff M: Fordyce WE. The importance

of placebo effects in pain treatment and research. JAMA 271: 1609-1614, 1994.
9) Kaptchuk TJ, Goldman P, Stone DA, Stason WB: Do medical devices have enhanced placebo effects?. Journal of Clinical Epidemiology 53: 786-792, 2000.
10) Moseley JB, O'Malley K, Petersen NJ, et al: A Controlled trial of arthroscopic surgery for osteoarthiritis of the knee. New Eng J Med 347: 81-88, 2002.
11) Wager TD, Rilling JK, Smith EE, Sokolik A, Casey KL, Davidson RJ, Kosslyn SM, Rose RM, Cohen JD: Placebo-induced changes in FMRI in the anticipation and experience of pain. Science 303: 1162-1167, 2004.

7 整形外科医からみた カイロプラクティック (2) EBMの観点から

1. はじめに

頚部痛・腰痛を主訴として整形外科を受診する患者は多い。しかし，その痛みの原因についていまだ不明な点が多く，治療方法も必ずしも病態に対応した体系になっていないのが実体である。

近年，evidence based medicine（EBM）という概念・手法が重要視されてきており，整形外科領域においてもEBMを避けて診療することができなくなってきている。1994年にアメリカのNational Institutes of Health（NIH）から出された急性腰痛に対するガイドラインでは，鎮痛薬と脊椎マニピュレーションのみが有効であるとされた。イギリスのガイドラインでも同様にマニピュレーションが推奨されたが，オランダでのガイドラインでは有用性はないとされている。最近では，その有効性に疑問を投げかける報告が散見され，未だ一定の見解がない。本章では，EBMの解説と整形外科医からみたカイロプラクティックのEBMについて述べる。

2. EBMとは

❶ EBMの定義

オックスフォード大学のSackettらによると，EBMは"the conscientious, explicit and judicious use of current best evidence in making decisions about the care of individual patients"と定義される[1]。日本

語では，「入手可能で最良の科学的根拠を把握したうえで，個々の患者に特有の臨床状況と価値観に配慮した医療を行うための一連の行動指針」と訳される[2]。すなわち，経験や直感に頼らず，科学的エビデンスに基づいて最適な医療・治療を選択し実践するための方法論である。

❷ EBMの歴史

1991年にマクマスター大学のGuyattが書いた論文のなかでEBMという言葉が初めて用いられた[3]。患者の診断を進める場合には，従来の場当たり的な検査オーダー・診断の進め方と比べ，感度，特異度といった定量的データに基づいた検査・診断の進め方こそ科学的根拠に基づいた，客観的かつ効率的な診療であると述べている。このことは，1970年代から一般内科領域での診療と研究の根幹をなすと考えられていた臨床疫学そのものであると考えられるが，EBMという新しい言葉の魅力で医療全体へと急速に広がった。臨床疫学とは，疫学的手法を応用して，医師の診療行為や検査法，治療法などの有効性と効率性を評価する学問であると考えられている。すなわち，生物医学的知識に新しい疫学的手法を統合して，患者集団の診断，予後，治療などに関するデータを定量的に解析する学問分野である。

❸ EBMの手順

臨床医にとってEBMとは，臨床上の疑問点を解決することであるともいえる。実際のEBMの手順は4つのstepから構成されており，その実践すべき4つのstepを図7-1に示す。

```
                    EBMの手順(4つのステップ)
        ┌──────────────┬──────────────┬──────────────┐
    ①疑問点の抽出    ②文献の検索      ③質の評価        ④適用性判断
    まず，第一に眼  これらの疑問点  収集した文献の  文献から得られ
    前の患者の状態を に答えられるよう 内容の妥当性と信 た結論を，実際の
    把握し，診断，治 な最適な証拠を， 頼性について評価 患者に対して実行
    療等に関する疑問 最も効率よく探し する。文献の研究 することが適切で
    点を明らかにす  出す必要がある。 デザインが重要な あるかどうか判断
    る。                            評価点となる。   する。
```

図7-1　EBMの手順

❹ EBMの実際

　臨床の現場において，EBMを実践しようとするときにはいくつかの問題点があげられる。その中でも最も大きな問題はEBMの実践には大きな手間がかかることである。世界中どこでも臨床医は多忙をきわめるため，疑問点の抽出ができても自ら文献を検索し，その文献の質を評価することはきわめて困難であるといわざるをえない。したがって，大量の情報の中から自分の必要とする情報を効率よく収集せざるを得なく，大量の情報を扱うためには，コンピュータと情報源が必要である。現在，EBMの情報源として，主に利用されているのは，Medlineをはじめとする文献データベースとCochrane Libraryに代表される二次的出版物である。

　1）文献データベース

　文献情報を要約し，データベース化したものである。最も有名なのは米国国立医学図書館（National Library of Medicine of the United States: NLM）が編成しているMedlineである。70か国以上の国々で出版された，3,800種類以上の雑誌が索引化されている。オンライン，あるいはCD-ROMを用いて，データベース上にリストされているあらゆる単語を利用するか，医学用語の中から限られた検索用語を利用して目的とする文献を探し出すことが可能である。しかし，得られた文献に対

してその質的評価を行うことは実践者が自ら行わなくてはならない。

2) 二次的出版物

すでに医学雑誌に発表された論文のうち，信頼できる良質な臨床研究を選択し，要約したデータベースである。Cochrane Library（http://www.cochrane.org/）は医療技術評価の世界的プロジェクトであるCochrane共同計画により提供されているデータベースである。さまざまな臨床研究に対するsystematic reviewが中心であり，特に治療に重点を置いた構成となっている。このsystematic reviewとは，複数の臨床研究を，主にメタ分析を用いて定量的かつ統計学的に評価することであり，きわめて高いエビデンスとみなされる研究である。現時点では，Cochrane Libraryはすべての情報を包含しているとはいえないが，文献の質的評価までを含んでおりきわめて有用と考えられている。

3. カイロプラクティックとEBM

❶カイロプラクティックと頚部痛・腰痛

整形外科の外来では頚部痛・腰痛の患者が多数を占めている。これらの患者は，外傷を除く運動器の障害をその適応の中心としているカイロプラクティックを代替療法として選択している場合が多いと考えられる。整形外科の医師は，カイロプラクティックの教育を受けていることはきわめてまれである。したがって，頚部痛・腰痛に対するカイロプラクティックの有効性については懐疑的である。

❷カイロプラクティックとマニピュレーション

頚部痛・腰痛に対するカイロプラクティックの有効性を疑問点として文献検索を行った。

Medlineの検索サービスの一つであるPubMed（http://www.ncbi.nlm.nih.gov/entrez）でchiropracticという単語で検索すると3,226件の検索結果が得られる。chiropracticにback painという単語を併せて検索す

ると556件となる。これらの中にはさまざまな研究の論文があり，それぞれのエビデンスの質も一定ではない。556件の中で治療効果に関する論文を抽出し，一つひとつの論文の質を自ら評価することは多大な労力を要する。そこで二次的出版物であるCochrane Libraryでchiropracticを検索すると，chiropracticという単語をタイトルにもつsystematic reviewは認められなかった。厳密にはカイロプラクティックとは定義は異なるが，同意義に使用されることが多いマニピュレーション（manipulation）という単語で検索を行った。その結果，2002年に発表された頚部痛に対するsystematic reviewと2004年に発表された腰痛に対するsystematic reviewの2編が得られた。次にそれらの要約を紹介する。

❸頚部痛に対するカイロプラクティック

　Medline他5つの文献データベースから頚部痛に対するマニピュレーションとモビライゼーションの効果を検討しているランダム化比較試験（randomized controlled trial: RCT）を抽出したsystematic reviewである。33件の研究が得られ，そのうち42%が高い質をもつ研究であった。reviewの結果，3週から11週の間に行われたマニピュレーション，あるいはモビライゼーションは，急性，亜急性，および慢性の頚部痛に対して対照群と比べ明らかな有益性は認められなかった[4]。

❹腰痛に対するカイロプラクティック

　Medline他4つの文献データベースから腰痛に対するマニピュレーションの効果を検討しているRCTの39研究を対象としたsystematic reviewである。急性腰痛に対するマニピュレーションは模擬治療（sham therapy）に比べてのみ有効性が認められた。しかし，鎮痛薬，理学療法，運動療法，および腰痛教室に対しては優位性が認められなかった。また，慢性腰痛に対しては何ら有効性が認められなかった[5]。

4．EBMの問題点と今後

　EBMが求められるのは時代の趨勢であることはまちがいなく，個々の患者に最善の医療を提供する点からも有用であると考えられている。しかしながら，RCTのみがエビデンスであるとか，ガイドラインに拘束されるのではないかとか，医療者の裁量や経験を否定するのではないかなどといったEBM偏重主義に陥る可能性がある。また，情報源から得られるエビデンスは，主に欧米での研究結果から導き出されたものであることが多く，その結果をそのままわが国に当てはめることができるかは不明である。

　EBMとは，エビデンスだけですべてを決めようとするものではなく，現在得られる最良の証拠（evidence），臨床的専門技量（clinical expertise），および患者の価値観（patient value）の3つが統合された医療の方法論である。すなわち，検索吟味により得られたエビデンスを，個々の"対象患者"にどう適応していくかを判断することが最も重要である。

　今回の検討からは，頚部痛・腰痛に対するカイロプラクティックの有効性は，現時点では高いエビデンスをもっているとは言い難い。しかし，決して頚部痛・腰痛に対してカイロプラクティックが無効であることを示しているわけではなく，その判断にはさらなる質の高い臨床疫学研究が望まれる。そのためには，整形外科医もカイロプラクティックの理論や手技をある程度理解し，患者の質問や希望に対して的確に回答したり，指導することが求められる。すなわち，整形外科医にとって今後重要なことは，疾患の病態と診断を明確にしたうえで従来の整形外科的治療法に加えて，カイロプラクティックとの比較検討を行い，患者にとってより良い治療法を提供することである。

参考文献

1) Sackett DL, et al: Evidence-based medicine: What it is and What it isn't. BMJ 312: 71-72, 1996.
2) 福井次矢：EBMの歴史的背景と意義.福井次夫編：EBM実践ガイド．医学書院，東京，1-4, 1996.
3) Guyatt GH: Evidence- based Medicine. ACP Journal club, March/April, A-16, 1991.
4) Gross AR, et al: Manipulation and mobilization for mechanical neck disorders. The Cochrane Database of systematic reviews, Issue 3, Art. No. CD004249, 2002.
5) Assendelft WJJ, et al: Spinal manipulative therapy for low-back pain. The Cochrane Database of systematic reviews, Issue 1, Art. No. CD000447, 2004.

8 アメリカにおけるカイロプラクティック教育

1. 教育システム

　カイロプラクティックは日本を含め世界80か国に広まり，30か国以上で法制化されている。そして12か国で大学教育が行われている（**表8-1**）。これらの国の中でカイロプラクティックの発祥地であるアメリカでは最も普及しており，教育もこれまでアメリカのカイロプラクティック大学を中心に発展してきた。現在アメリカには17の私立専門大学があり，そのすべては1974年に連邦政府の認可を受けたカイロプラクティック教育審議会（Council on Chiropractic Education: CCE）より認証（アクレディテーション；accreditation）を受けている。CCEはカイロプラクティック教育の質の維持向上を目指す第三者評価機関で，アメリカに始まり，いまではヨーロッパ，カナダ，太平洋（オーストラリアとニュージーランド）の4地域に存在する。CCEはカイロプラクティック大学の経営内容，学生や教授陣の資格，施設やカリキュラムなどを調べ，認証を与えている。世界各国のカイロプラクティック大学を**表8-1**に示す。

2. 教育期間

　授業時間数はアメリカカイロプラクティック教育審議会の基準により最低4,200時間行うこととなっている。実際にはそれより多く各大学の平均は4,826時間である。これは一般の大学で行われた場合，おおよそ

表8-1　アメリカとその他の地域のカイロプラクティック大学

アメリカ	ニュージーランド
クリーブランドカイロプラクティック大学カンザスシティ校	ニュージーランドカイロプラクティック大学
クリーブランドカイロプラクティック大学ロサンゼルス校	**フランス**
ライフカイロプラクティック大学	フランコヨーロピアンカイロプラクティック大学
ライフウェストカイロプラクティック大学	**イギリス**
ローガンカイロプラクティック大学	アングロヨーロピアンカイロプラクティック大学
南カリフォルニア健康科学大学	グラモーガン大学
ナショナル健康科学大学	サーリー大学
ノースウェスタン健康科学大学	マクティモニーカイロプラクティック大学
ニューヨークカイロプラクティック大学	**デンマーク**
パーマーカイロプラクティック大学	南デンマーク大学
パーマーウェストカイロプラクティック大学	**スウェーデン**
パーマーフロリダカイロプラクティック大学	スカンジナビアカイロプラクティック大学
パーカーカイロプラクティック大学	**南アフリカ**
テキサスカイロプラクティック大学	ネタール大学
シャーマンストレートカイロプラクティック大学	ウィットウォーターズランド大学
ブリッジポート大学	**ブラジル**
ウェスタンステーツカイロプラクティック大学	フィーバレセントラル大学
	アンヘンビモルンビー大学
カナダ	**メキシコ**
ケベック州立大学	パジェデエカテペック国立大学
カナディアンメモリアルカイロプラクティック大学	
オーストラリア	
RMIT大学	
マッコーリー大学	
マードック大学	
日本	
RMIT大学日本校	

4年から5年間に匹敵する時間数といわれている。一部の国々では4，5年のプログラムで行われているが，アメリカでは約3年4か月の短期間に集中して行われているところが多い。一般の2学期制を採用している大学では学期の間に通常1～3か月間の長い休みがあるが，多くのカイロプラクティック大学では2週間程度の休みしかない。1学期約15週間の3学期制をとっていて合計10学期制のため，3年4か月で卒業できることになる。

3. カリキュラムと特徴

　カリキュラムは各大学により異なるが，大まかな流れとして最初の4学期間は解剖学，生化学，微生物学など基礎医学に重点が置かれ，徐々に臨床医学に内容が移って病理学，診断学，レントゲン学，整形外科学などが入ってくる。カイロプラクティックに関してはまず理論や哲学を中心に学び，しだいにカイロプラクティックのテクニックとその応用を習うようになる。7学期には学内の学生を患者としたインターンシップを学生クリニックで行い，8学期以降は大学附属のクリニックでインターンとして外来患者を治療する。合計250人の患者を治療するとインターンシップが終了し，卒業資格が得られる。

　授業科目の一覧を**表8-2**に示したが，基礎医学と臨床医学共に日本の医学教育とほとんど同じ科目を教えている。しかし，共通の科目であっても教育の重点はカイロプラクティック大学では筋骨格・神経系に置かれている。カイロプラクティックの原理や臨床が，主にそれらによるからである。それに対し薬理学や外科学には重点が置かれていない（**表8-2**）。

表8-2　各年次に主に習う授業科目

1年目	解剖学	カイロプラクティック原理
	生理学	触診
	神経解剖学	レントゲン解剖学
	神経生理学	診断学入門
	組織学	発生学
	生化学	栄養学
2年目	薬理学・毒物学	カイロプラクティック原理
	微生物学	応用カイロプラクティック
	病理学	神経学
	レントゲン診断学	整形外科学
	レントゲン物理学	研究概論
	臨床栄養学	公衆衛生学
	診断学	
3年目	インターンシップ	臨床カイロプラクティック
	小児科学	皮膚科学
	レントゲン診断学	産婦人科学
	レントゲン撮影術	老人病学
	診断学	物理療法
4年目	インターンシップ	エクスターンシップ

（文献2より改変）

4. 大学の教員

　教育においてカリキュラムと同じく大切なのが教員の質である。カイロプラクティック大学では，多くの教員がカイロプラクターであるが，基礎医学の教員の中には修士号や博士号を保持している人たちが多い。また医師が教員として教えている所もある。

表8-3 カイロプラクターとして就業するための4つの段階

1段階：大学レベルの3～4年間の教育
2段階：カイロプラクティック大学でカイロドクターの称号の取得
3段階：全米カイロプラクティック資格試験の合格
4段階：州ごとの開業資格取得

（文献2より改変）

5. 開業までの4段階

　アメリカでカイロプラクターとして開業するには大きく分けて4つの段階を経ねばならない（表8-3）。第1段階として，カイロプラクティック大学に入学するためには高校卒業後，大学または大学レベル教育機関で語学，心理学，化学，生物学など90単位を取得しなければならない。これはアメリカの医学部が大学を卒業していないと入学できないのと似ている。90単位とは，通常日本の大学を卒業するには約120単位が必要なことを考えると3年間の大学教育に匹敵する。中には医学部と同様に大学卒業を入学資格にしている大学もある。次の段階として前述のカイロプラクティック教育審議会に認められた大学を卒業しなければならない。晴れて卒業するとドクター・オブ・カイロプラクティック（Doctor of Chiropractic: D.C.）の称号が与えられる。第3段階は，大学在学中または卒業後にパートⅠ～Ⅳからなる全米カイロプラクティック資格試験に合格しなければならない。最後に，アメリカは州により法律が異なるため，さらに自分が働きたい州の要件を満たさなければならない。各州は全米カイロプラクティック資格試験の合格を要件の一つとして利用している。たとえば，一部の州でパートⅣを免除しているのを除いてほとんどの州でパートⅠ～Ⅳの合格を課している。州独自の試験を行う所もあり，カイロプラクターが過密の州では比較的難しく，少ない州では容易に合格できるようである。

6. 全米カイロプラクティック資格試験

　アメリカには日本の政府が行う医師国家試験のような政府主催のカイロプラクティックの国家試験は存在しない。それに代わりに連邦政府に認可されたカイロプラクティックの開業資格を与える民間組織（National Board of Chiropractic Examiners: NBCE）があり，そこが年２回試験を行って合否を出している。日本との違いは，試験の主催が国か民間かの違いだけであり，国家試験といってよいものであろう。試験は４つのパートがある。パートⅠ～Ⅲまでは筆記試験で，パートⅣは実技・実地試験である。パートⅠは基礎科学と基礎医学からなり，一般解剖学，脊椎解剖学，化学，病理学，微生物学，公衆衛生学から出題される。パートⅡは臨床医学であり，一般診断学，神経筋骨格系診断学，放射線診断学，カイロプラクティックに関する試験である。パートⅢは臨床能力に関する試験で，症例を題材にした診断・治療を問うものとなっている。パートⅣはレントゲン読影・診断，カイロプラクティックテクニック，症例問題解決に関する実技試験である。日本の医師国家試験では，病理や病態，診断，治療に関する臨床的な内容の問題は多く問われるが，解剖学，病理学，微生物学などの基礎医学からの出題はごくわずかしかなく，公衆衛生学は例外としてパートⅠに相当する試験はないに等しいと思われる。またパートⅣに該当する実技試験もない。カイロプラクティック資格試験は概して広範かつ実践的なものといえよう。

7. アメリカの医学教育との比較

　アメリカにおけるカイロプラクティック教育と医学教育の興味深い比較がある（表8-4）。これによると合計時間数はカイロプラクティック大学の平均が4,826時間であるのに対し，医学部は4,667時間と大差はない。主な違いはカイロプラクティック教育が基礎医学により多く時間

8. アメリカにおけるカイロプラクティック教育

表8-4　アメリカにおけるカリキュラムの平均時間数の比較

	カイロプラクティック大学	医学部
合計時間	4,826	4,667
基礎医学	1,420	1,200
臨床医学	3,406	3,467（注）
臨床実習	1,405	3,467（注）
カイロプラクティック	1,975	

注）医学部では臨床医学と臨床実習が統合されている。（文献3より改変）

表8-5　アメリカにおける一部の基礎医学科目の時間数比較

	カイロプラクティック大学	医学部
解剖学	570	368
生化学	150	120
微生物学	120	120
公衆衛生学	70	289
生理学	305	142
病理学	205	162

（文献3より改変）

を割き，医学教育は臨床実習に重点を置いていることである。医師はカイロプラクターより幅広い種類の患者や重症患者も診るため臨床実習に多くの時間を費やしているのだと思われる。また表8-5によれば，カイロプラクティック大学は解剖学に570時間をかけるのに対し医学部は368時間と，カイロプラクティック大学は非常に多くの時間を解剖学に費やしていることがわかる。また病理学や生理学もカイロプラクティック大学ではより多くの時間を使っているようだ。公衆衛生に関しては医学部のほうがカイロプラクティック大学よりはるかに多くの時間を費やしている。

8. 大学教育の実例

❶伝統あるナショナル健康科学大学

　ここまではカイロプラクティック教育の概略を述べてきたが，次に実体験を交えて説明する。筆者は，2003年9月より米国シカゴ近郊にあるナショナル健康科学大学（National University of Health Sciences）で学んでいる。1906年に創立された伝統ある大学である。この大学は早くから医学教育を多く取り入れ，カイロプラクティックの教育を発展させたことで有名である。治療手段としてカイロプラクティックだけでなく，物理療法や理学療法，栄養カウンセリングなどさまざまな保存的手法も使い，診断においてはレントゲン撮影はもとより静脈採血，直腸診といった検査も行う。この大学ではカイロプラクターは筋骨格系のスペシャリストであると同時にプライマリケア医師としての役割も担うことを目指している。そのためしばしばカイロプラクティックと医学を混ぜたという意味でミックス系の大学と分類されることがある。それに対して，伝統的なカイロプラクティック哲学とテクニックを重視する大学をストレート系と呼ぶ。

❷実際のカリキュラム

　ナショナル健康科学大学のカリキュラム概略を見てみる。1学期では主に生化学，生理学，遺伝学，組織学，病理学入門などを学ぶ。2学期の前半は脊椎，後半は脳神経，3学期の前半は四肢，後半は免疫学と自律神経系，4学期の前半は胸部，後半は腹部を学び，基礎医学系の科目は終了する。この大学の一つ目の特徴は，統合カリキュラムを取り入れているため従来型の科目に分かれた授業はないことにある。たとえば2学期の脊椎の単元の期間には脊椎に関わる解剖学，神経生理学，病理学，発生学，バイオメカニクスなどのさまざまな内容が含まれる。そのため試験はこれらの内容を一括して行うことになる。5学期以降はさらに臨

8．アメリカにおけるカイロプラクティック教育

床的な内容に進む。5学期は脊椎，消化器，代謝内分泌，生殖器など，6学期は四肢，血液，免疫，皮膚科，呼吸器，心疾患など，7学期は神経系，プライマリケアなどを中心に学ぶ。この大学のもう一つの大きな特徴は，伝統的な大講義型の授業に加えて少人数グループで行う問題解決指向型の教育プログラムを取り入れていることにある。1学期から授業に即した症例問題が5～8名の小グループに提示され，症例にまつわる課題を学習し問題解決していくというものである。毎週数時間の小グループ教育が行われている。カイロプラクティックの教育に関しては2学期の触診から始まり，四肢，胸腰椎，頚椎の順にディバーシファイド・テクニック（diversified technique）を6学期までに習う。7学期には学内の学生を患者として治療するインターンシップがあり，8学期の半ばから大学附属のクリニックで外来患者を治療するようになる。学生患者および外来患者の延べ治療数が250人に達すると卒業資格が得られる。

❸教育の量と質

　筆者の日本での医学生，整形外科医としての経験から大学の教育の量と質を見てみる。ナショナル健康科学大学では他の大学とほぼ同じ，4,894時間の授業・実習がある。これを3年4か月の短期間に行うため，スケジュールはとてもきつく，7学期までは1日6～8時間，週5日間の授業・実習がある。授業内容も総じて医学部と遜色のないレベルとなっている。特にカイロプラクターが主に扱う神経筋骨格系に関しては，明らかに医学部教育を超えており整形外科の専門教育といってよいレベルと思われる。触診に始まり，整形外科理学診断法，神経学的検査は当然のように学生が外来患者の診断に用いており，レントゲン読影も卒業までに日本の医学部卒業レベルをはるかに超えた整形外科医のレベルで行えるようになる。レントゲン教育は特筆すべきもので，1,500ページある"骨・関節の画像診断"（福田国彦監訳，エンタプライズ）という名で邦訳もされている教科書を使用していることからもレベルの高さをうかがい知れよう。日本の整形外科医の画像診断力は経験に頼った独学

により身につけているのが実情であるが，この大学では画像診断を授業，実習を通して体系的に学んでいる。診察技術に関しては度重なる実技試験を経て，単に知っているだけでなく実際に使えるように導かれている。最もこれは当然で，8学期からの外来クリニックで指導教官の監督下ではあるが，主治医として患者の診療に当たらなければならないからである。

　8学期半ばからは外来患者を治療し始めるということは，それまでにひととおりの知識を学び終えなければならない。8学期の半ばとは，入学して2年6か月後であり，日本の医学部が5年生つまり入学4年後から臨床実習を始めるのと比べて非常に短い期間に大量の知識を詰め込むことになる。そのため大小さまざまな試験が2〜4週ごとに行われる。文字通り試験に追われた厳しい生活を2年以上にわたって送ることになる。その結果，留年・退学者が多く出るため，卒業する時には一緒に入学したクラスメートの数が半分になるといわれている。外国の大学は日本と比べて入学より卒業のほうが難しいといったことがよくいわれるが，この大学はまさにそのとおりである。

❹テクニック教育

　カイロプラクティックを最も特徴づけるテクニックの教育について触れる。ナショナル健康科学大学では，ディバーシファイドと呼ばれるテクニックを教えている。実習では触診によるサブラクセーション（subluxation）の見つけ方，それを矯正するアジャストメントを中心に習う。アジャストメントは無数ともいえるほど多くの種類があるが，その中でも効果的で患者を傷つける可能性の少ないバイオメカニクスに基づいたものを教えている。アジャストメントは未熟なものが行うと危険を伴うため，必ず教官のもとで練習をすることになっている。そして7学期の学生クリニックで学生患者を治療し始めるまでに，十分な技術を身につけられるよう指導されている。

❺卒業生の就業形態

2001年に行ったナショナル健康科学大学の卒業生に対する調査結果によると,カイロプラクターとしての就業形態は**表8-6**のようになっている。開業する割合が高いことが見てとれる。

表8-6 卒業生の就業形態

単独での開業	51.0%
会社を設立してグループ開業	24.0%
開業者への勤務	10.6%
クリニックの共同経営	8.7%
その他	5.7%

カイロプラクティック大学の研究レベル

　日本ではカイロプラクティックの研究についてほとんど知られていない。その理由は日本で医学界向けのカイロプラクティックの研究発表がほとんど行われていないからであろう。しかし，カイロプラクティックの発祥の地である米国では大学を中心にして盛んに研究が行われている。内容はいわゆる基礎医学に関連したものから臨床試験に至るまで多岐にわたり，医学と大差はない。カイロプラクティックの代表的な雑誌であるJMPT（Journal of Manipulative and Physiological Therapeutics）は，医学雑誌として米国国立医学図書館が編成しているMedlineに登録されているなど，カイロプラクティックの研究は広く認知されている。

　ここにカイロプラクティックの研究のレベルを知るための例として，ナショナル健康科学大学カイロプラクティック科研究部長グレゴリー・クレーマー DC, PhDらの論文を紹介する。この論文は脊椎研究の世界最高峰雑誌であるSpineに2002年に掲載されたもので，カイロプラクターによる研究のレベルが医学界と遜色のないことを示すとともにアジャストメント（マニピュレーション）のメカニズムを一部解明している。

「側臥位ポジション及び脊椎アジャストメントの腰椎椎間関節への効果」

　この研究はMRIを使用しカイロプラクティックの腰椎側臥位アジャストメントが椎間関節を引き離すという仮説を証明するために行われた。まず22歳から30歳の主な腰痛既往歴のない健康な64人（男32人，女32人）のボランティア学生が男女8人ずつの4つのグループにランダムに分けられた。4つのグループはそれぞれ膝を屈曲した仰臥位で1回目のMRIを撮った。その後グループ1は側臥位ポジションになり，2回目のMRIを撮った。グループ2は腰椎側臥位アジャストメントを受け，そのまま側臥位の状態でMRIを撮った。グループ3は腰椎側臥位アジャストメントを受け，仰臥位になってから2回目のMRIを撮った。グループ4は短時間側臥位ポジションになり，仰臥位に戻ってから2回目のMRIを撮った。そして盲検化された観察者によりMRI上の椎間関節の前後距離が計測された。その結果，以下の3つが判明した。①側臥位ポジションは対照群に対しより大きい隙間を生じた。②腰椎側臥位アジャストメントは対照群に対しより大きい隙間を生じた。③腰椎側臥位アジャストメントは側臥位ポジションに対しより大きい隙間を生じた。

　この研究の結論として脊椎アジャストメントは椎間関節の隙間を生じるということが導き出された。また側臥位ポジション単独でも隙間を生じるが，腰椎側臥位アジャストメントより生じる隙間は小さいということもわかった。

（参考文献）
Gregory D. Cramer, et al: The Effects of Side-Posture Positioning and Spinal Adjusting on the Lumbar Z joints. Spine 27(22): 2459-2466, 2002.

8. アメリカにおけるカイロプラクティック教育

参考文献

1) National Board of Chiropractic Examiners: Job Analysis of Chiropractic. 3-5, National Board of Chiropractic Examiners, Colorado, 2000.
2) D C-S: Chiropractic Education and Licensure. The Chiropractic Report 8(4): 1-6, 1994.
3) Ian Coulter, et al: A Comparative Study of Chiropractic and Medical Education. Alternative Therapies in Health and Medicine 4(5): 64-75, 1998.
4) The Council on Chiropractic Education: Standards for Doctor of Chiropractic Programs and Requirements for Institutional Status, 2005.

日本語索引

あ行

アイゼンバーグ　25
アクティベーター　29, 31
アクティベーター・メソッド　31
アクレディテーション　9, 87
アジャストメント　2, 4, 5, 17, 35
　　　　41, 44, 50, 53, 60, 63, 96
アプライド・キネシオロジー　31
アメリカ医師会　9
アメリカ医療政策研究局　13
アメリカ・カイロプラクティック
　教育研究財団　12
アメリカ・カイロプラクティック
　協会　9
アメリカ国立衛生研究所　12
アライメント（A）　34
アロパシー　3
アンドリュー・テイラー・スティル　4

医師　75
痛み　34
イネイト・インテリジェンス
　　　　7, 16, 17

ウイラード・カーバー　6
宇宙遊泳　41
運動器　75, 78

英雄医学　3
栄養療法　3

オステオパシー　2, 4
温度（T）　34

か行

カーバースクール　6
カイロプラクター　2, 8, 9, 97
カイロプラクティック　2, 4, 5, 7
カイロプラクティック・アジャ
　ストメント　42
カイロプラクティック・コンセ
　プト　20
カイロプラクティック・スポー
　ツ連盟　12
カイロプラクティック・マネジ
　メント　36
カイロプラクティック教育審議
　会　9
カイロプラクティック研究コン
　ソーシャム　12
カイロプラクティック研究パー
　マーセンター　13
カイロプラクティック大学
　　　　88, 93
カイロプラクティック治療　50
カイロプラクティック哲学　17
カイロプラクティック理論　20
可動域の異常（R）　34
川口三郎　13
ガンステッド　29, 31
関節機能障害　36
　──の評価基準　33
関節の空隙化　35, 43

機械論　20
急性腰痛　58
胸郭出口症候群　56
緊張性頭痛　52

日本語索引

クラック音　　　　　　　　43

頸肩腕症候群　　　　　　　56
頸椎椎間板ヘルニア　　　　56
頸椎捻挫　　　　　　53, 54, 55
　——, 頸椎捻挫型　　　　54
　——, 神経根症状型　　　54
　——, バレーリュー型　　54
頸部痛　　　　　　53, 80, 83〜85
ゲートコントロール説　　　43

国際カイロプラクティック教育
　審議会（CCE-I）　　　12, 87
コックス　　　　　　　29, 31
コックス・テーブル　　　　31
コックス・テクニック　　　32
コントロール　　　　　　　77

さ 行

坐骨神経痛　　　　　60, 61, 62
佐藤昭夫　　　　　　　　　44
サブラクセーション　　5, 7, 17
　　　　　　23, 32, 50, 52, 54, 63, 96
サミュエル・トムソン　　　3
サミュエル・ハーネマン　　3

しびれ　　　　　　　　　　56
重力　　　　　　　　　　　18
瞬間的押圧　　　　　　　　35
自律神経反射効果　　　　　44
シルベスター・グラハム　　3
心身一如　　　　　　　　　25
心身二元論　　　　　　　20, 24

水治療法　　　　　　　　　3
スコット・ハルデマン　　　16
頭痛　　　　　　　　　　　52

ステーツ・テクニック　　　63
スパイノグラフィー　　　　33
スラスト　　　　　　　　　35

生活の質（QOL）　　　　　26
生体恒常性　　　　　　　　42
正統医学　　　　　　　　　3
生物・心理・社会医学　　　24
世界カイロプラクティック連合
　（WFC）　　　　　11, 14, 20
世界保健機関（WHO）　　14
脊椎サブラクセーション・コン
　プレックス　　　　　　　32
脊椎手技療法　　　　　　　1
脊椎マニピュレーション　　23
絶対的知能　　　　　　　　16
仙骨・後頭骨テクニック　　31
先天的知能　　　　　　　　16
全米カイロプラクティック開業
　資格試験機構　　　　　　8
先天的知能　　　　　　　　7

相補・代替医療（CAM）　　14

た 行

ターミナル・ポイント・テーブル
　　　　　　　　　　　　　31
体性感覚受容器　　　　　　44
代替医療　　　　　　　　　25
ダニエル・デビット・パーマー　2

治癒　　　　　　　　　　　52
直立二足歩行　　　　18, 19, 39
治療技術　　　　　　　　　29

椎間関節症候群　　　　　　35
椎間板ヘルニア　　　　　　73

椎体の後方回旋	60
ディバーシファイド	29, 96
テーブル	63, 65, 66
デカルト	24
テクニック	29
同種療法	3
疼痛	56, 57
徒手矯正	53
突発性難聴	70
トム・モリス	7
トムソニアン	3
トムソン	29
トムソン・テクニック	31
トランスバース・デルトイド	63
トリガーポイント	34

な 行

ナショナル・カイロプラクティック協会	8
二次的出版物	83
日本カイロプラクターズ協会	14
ニモ	29
ニモ・テクニック	31
入力刺激	40
寝ちがえ	53

は 行

バートレッド・ジョシュア・パーマー	6
パーマー・リサーチ・センター	26

プラセボ効果	77
フレクスナー・レポート	4
文献データベース	82
ヘルスケア	3, 26, 28
変形性頚椎症	56
変形性股関節症	67
変形性膝関節症	69, 71
片頭痛	52
ホールインワン	17, 31
ポピュラーヘルス運動	3
ホメオスタシス	42
ホメオパシー	3

ま 行

マニピュレーション	46, 80, 83
マンガ（Manga）リポート	46
慢性腰痛	59
民間療法	3
向井千秋	17
無作為対照試験	22
メディケア	10
モビリゼーション	36

や 行

唯物論	20
有効性	21
ユニバーサル・インテリジェンス	16, 22
要素還元主義	20, 24

腰椎椎間板ヘルニア	60, 63
腰痛	80, 83〜85
腰部脊柱管狭窄症	60
ヨーロッパ・カイロプラクティック連合	11

ら行

ラセーグ・テスト	59
ラルフ・スティーブンソン	17
ランダム化比較試験	84
リハビリテーション	37, 41
リラクセーション	25
ローガン	29
ローガン・ベイシック・テクニック	31

外国語索引

A

accreditation	9, 87
adjustment	2, 4, 17, 35, 50
Agency for Health Care Policy and Research (AHCPR)	13
allopathy	3
American Chiropractic Association (ACA)	9
American Medical Association (AMA)	9
Andrew Taylor Still	4
Anglo-European College of Chiropuractic (AECC)	11
applied kinesiology (AK)	29, 31

B

Bartlett Joshua Palmer (BJ)	6
bio-psycho social medicine	24
Brian Inglis	16

C

CAM	15
case study	77
cavitation	35, 43
CCE-Ⅰ	12
Chester Wilk	9
chiropractic	5
chiropractic concept	20
Chiropractic Educational Standard (CES)	8
Chiropractic Research Consortium	12
Cochrane Library	82, 83, 84
Consortial Center for Chiropractic Research	13
control	77
Council on Chiropractic Education (CCE)	9, 12, 87
counter rotation	60, 70
Cox	63, 65, 66
Cox table	32
Craig Liebenson	41

D

D.Eisenberg	25
Daniel David Palmer	2, 4, 22, 70

Danvid Chapman-Smith	29	HIOテクニック	31
David Casidy	45	hole in one (HIO)	17, 31
diversified technique	29, 95	homeopathy	3
Doctor of Chiropractic (D.C.)	2, 75, 91	homeostasis	42

E ....

evidence based medicine (EBM)　22, 50, 80, 81, 85
　——実践　82
　——定義　80
　——手順　81
　——歴史　81
European Chiropuractic Union(ECU)　11

I ....

innate intelligence	7, 16
Irvin M.Korr	43, 44

J ....

James Cyriax	45
James M.Cox	31
Japanese Association of Chiropractors (JAC)	14
Joseph Janse	18, 19
Journal of Manipulative and Physiological Therapeutics (JMPT)	13, 98

F ....

facet syndrome	35
Federation Internationale de Chiropratique Sportive (FICS)	12
Flexner Report	4
Foundation of Chiropractic Education and Research (FCER)	12

L ....

Lasègue test	59
Lynton Giles	44

G ....

gate control theory of pain	43
Gray Hack	53
Gregory D.Cramer	41

M ....

M.D. (medical doctor)	75
medicare	10
mobilization	36

H ....

H.Wright	18
health care	3, 26, 28
Henri Gillet	44
heroic medicine	3

N ....

National Board of Chiropractic Examiners (NBCE)	8, 92
National Chiropractic Association (NCA)	8

National Institutes of Health (NIH) 12, 26, 80
neurocalometer (NCM) 6

ⓞ・ⓟ・ⓠ

osteopathy 2
PARTS 33
Patrick Wall 43
Popular Health Movement 3
PubMed 83
Quality of Life (QOL) 26, 28

ⓡ

Ralph W. Stephenson 17
randomized controlled trial (RCT) 22, 84
Raymond Sandoz 43, 45
Rene Calliet 18
Rene Descartes 24
RMIT大学日本校 14
Robert F.Schmidt 44
Ron Melzack 43
Royal Melbourne Institute of Technology (RMIT) 14

ⓢ

sacro-occipital technique 31
Samuel Christian Haneman 3
Samuel Tompsom 3

Scott Haldeman 16
SLR-T 64
SOT 29, 31
spinal manipulation 1
State's technique 63
subluxation 5, 17, 32, 50, 96
Sylvester Graham 3
systematic review 83

ⓣ

terminal point table 31
Thomas Bergmann 33
thrust 35
Tom Morris 7
Tomsonian 3
transverse deltoid 63

ⓤ・ⓥ

Universal Chiropractic Association (UCA) 7
universal intelligence 16
vertebral subluxation complex (VSC) 32

ⓦ

World Federation of Chiropractic (WFC) 11, 14, 20
Willard Carver 6, 18
William Kirkaldy-Willis 45

補完・代替医療　カイロプラクティック
2006年9月15日　第1版第1刷発行　　　　　　〈検印省略〉

　　　　　　　　監　修　　菊　地　臣　一
　　　　　　　　編　集　　大　谷　晃　司
　　　　　　　　　　　　　五　十　嵐　　　環

　　　　　　　　発　行　者　　柴　田　勝　祐

　　　　　　　　印刷・製本　　亜　細　亜　印　刷㈱

―――発行所―――

株式会社　金芳堂

京都市左京区鹿ケ谷西寺ノ前町34　〒606-8425
振替 01030-1-15605　　電話(075)751-1111(代表)
http://www.kinpodo-pub.co.jp/

ⓒ菊地臣一，金芳堂，2006
落丁・乱丁本は本社へお送り下さい．お取替え致します．
Printed in Japan.

ISBN4-7653-1261-5

JCLS 〈㈱日本著作出版権管理システム委託出版物〉
本書の無断複写は著作権法上での例外を除き禁じられています．複写される場合は，そのつど事前に㈱日本著作出版権管理システム（電話 03-3817-5670, FAX 03-3815-8199）の許諾を得てください．